看護の現場ですぐ実行！

結核感染対策
スマートガイド

独立行政法人国立病院機構　東京病院　呼吸器センター部長
永井英明 編

ヴァン メディカル

はじめに

　日本の結核の罹患率は結核対策により順調に低下していますが、欧米先進国の結核罹患率と比較すれば依然として高く、日本は結核の中蔓延国です。したがって、日常臨床では常に結核患者に遭遇する機会があることを知っておかなければなりません。結核についての正確な知識を身につけ、結核の院内感染対策を十分に整備しておく必要があります。しかしながら、患者も医療従事者も結核に対する認識が乏しいのが現状です。

　近年、結核の病院内における集団発生がしばしば見られており、要因としては、免疫機能が低下した患者が増加したこと、結核未感染の若い職員が多いこと、施設の構造や設備が感染防止に不適切で、しかも密閉された空間が多くなったこと、気管支鏡検査、気管内挿管や気管切開、ネブライザーなど咳を誘発する処置が増加したことなどがあげられています。その上、医療従事者の中には結核という診断名が念頭になく、入院患者の診断が遅れる例が後を絶ちません。初診から診断まで1ヵ月以上を要した症例（診断の遅れ）が20％を超えており、この間に院内感染が広がってしまうリスクがあります。入院した結核患者の診断が遅れたために、集団感染が起こり死亡例が出た施設や、結核診断後の接触者健診でたいへんな苦労をした施設が毎年のように報告されています。

　このような状況に陥らないためにも、しっかりした結核感染対策とその周知徹底が必要です。

　本書では、結核についてあまり詳しくないスタッフでも、結核対策を直ちにとれるように内容を工夫しました。また、感染対策上どのようなポイントをおさえるべきかを、経験豊富な先生方にまとめていただきました。結核の感染対策にぜひご活用ください。

2017年2月吉日

独立行政法人国立病院機構　東京病院

呼吸器センター部長　　永井英明

編者・執筆者一覧

◈ **編　者** ◇◇━━━━━━━━━━━━━━━━━━━━━━━━━━━━━━━━━━━━

永井　英明　　独立行政法人国立病院機構東京病院　呼吸器センター部長

◈ **執筆者（項目順）** ◇◇━━━━━━━━━━━━━━━━━━━━━━━━━━━━━

永井　英明　　独立行政法人国立病院機構東京病院　呼吸器センター部長

佐々木結花　　公益財団法人結核予防会複十字病院呼吸器センター　呼吸器内科　センター長（内科）

黒須　一見　　公益財団法人東京都保健医療公社荏原病院感染対策室看護部　感染管理担当看護師長

美島　路恵　　東京慈恵会医科大学附属病院医療安全管理部感染対策室　副室長

藤田　昌久　　日本医科大学付属病院医療安全管理部感染制御室　看護師長

荒木　弥生　　東邦大学医療センター大森病院看護部　師長補佐

鎌田　有珠　　独立行政法人国立病院機構北海道医療センター　コンプライアンス統括部長

露口　一成　　独立行政法人国立病院機構近畿中央胸部疾患センター臨床研究センター　感染症研究部長

山根　　章　　独立行政法人国立病院機構東京病院呼吸器センター　呼吸器内科医長

山本　　剛　　西神戸医療センター臨床検査技術部　主査

森下　幸子　　医療法人永広会島田病院クオリティマネジメントセンター医療安全管理室

武内　健一　　公益財団法人岩手県予防医学協会　専務理事・呼吸器内科部長

俣木　陽子　　地方独立行政法人神戸市民病院機構神戸市立医療センター西市民病院看護部　主査

下内　　昭　　大阪市西成区役所　結核対策特別顧問，公益財団法人結核予防会結核研究所　主幹

松本　健二　　大阪市保健所感染症対策課　感染症対策監

大島　信治　　独立行政法人国立病院機構東京病院　喘息・アレルギーセンター　アレルギー科医長

永田　容子　　公益財団法人結核予防会結核研究所対策支援部　副部長・保健看護学科長

目　次

はじめに ……………………………………………………………………… 永井英明　（3）

第1章　結核の基本

01　現代社会の結核 ……………………………………………………… 永井英明　10

02　結核の病態 …………………………………………………………… 永井英明　12
- 結核の感染と発病　12

03　結核のリスク要因 …………………………………………………… 永井英明　14

04　結核の検査と診断 …………………………………………………… 永井英明　15
- 画像所見　15　　　細菌学的検査　16
- インターフェロンγ（IFN-γ）遊離測定法（Interferon-Gamma Release Assay：IGRA）　17

第2章　即実行　結核対策の実際

01　隔離対策 ……………………………………………………………… 佐々木結花　20
- はじめに―難しい、しかし大切な、結核をめぐる法律について―　20
- 隔離の基準　22　　　解除基準　23　　　隔離室の条件　24
- 隔離室をどう準備するのでしょうか　25
- 陰陽圧を切り替えられることは重要です　26
- 院内で感染性結核患者が移動するときの対応　26　　　おわりに　26

02　空気感染予防策 ……………………………………………………… 黒須一見　28
- 飛沫と飛沫核　28　　　空調管理　29
- HEPAフィルター　30　　　N95マスク（正式名；N95レスピレーター）　31

03　医療従事者の結核対策 ……………………………………………… 美島路恵　35
- はじめに　35　　　IGRA（Interferon-Gamma Release Assay）について　35
- 入職時の結核対策　36　　　健康管理　37　　　曝露予防策　37
- おわりに　40

04　一般外来の対策 ……………………………………………………… 藤田昌久　41
- 外来でのリスク因子　41　　　日常の結核対策　43
- 結核（疑い）の早期発見　45　　　まとめ　46

05 一般病棟の対策 ……………………………………………………… 荒木弥生 47
  ▶ はじめに 47　　▶ 結核（疑い）の早期発見 47　　▶ 結核患者の一時隔離 53
  ▶ 日常看護、診察時の結核対策 53　　▶ 結核患者の退室後対処 55
  ▶ おわりに 56

06 救急外来の対策 ……………………………………………………… 鎌田有珠 58
  ▶ 救急外来の特徴 58　　▶ 結核の感染様式 59
  ▶ 結核、特に呼吸器結核を疑うべき状況 62　　▶ 具体的な対策 62
  ▶ 事後の対策 64　　▶ 事前の対策 65　　▶ おわりに 66

07 精神科病棟・精神科病院の対策 …………………………………… 露口一成 67
  ▶ 精神科患者の特殊性とリスク因子 67　　▶ 結核（疑い）の早期発見 68
  ▶ 結核判明時の対処 69　　▶ 抗結核薬と他薬剤との相互作用 70
  ▶ 集団発生時の対処 70

08 内視鏡検査室の対策 ………………………………………………… 山根　章 72
  ▶ はじめに 72　　▶ 結核の感染経路とその対策について 72
  ▶ 消化管内視鏡検査での結核対策 72
  ▶ 気管支鏡検査における結核対策 73

09 放射線科の対策 ……………………………………………………… 山根　章 78
  ▶ はじめに 78　　▶ 結核感染対策について 78　　▶ 日常検査時の結核対策 79
  ▶ 結核（疑い）患者の検査手法 80　　▶ 結核（疑い）患者の検査後対処 81

10 細菌検査室・病理検査室の対策 …………………………………… 山本　剛 83
  ▶ 結核診断のために検査室で取り扱う材料 83
  ▶ 採取容器の注意点について 84　　▶ 臓器の前処置 84
  ▶ 結核感染対策のための環境整備 85　　▶ 個人防護策 88

11 高齢者施設の対策 …………………………………………………… 森下幸子 90
  ▶ 結核（疑い）の早期発見 90　　▶ 入所者・職員の対策 91
  ▶ 通所者・家族の対策 91　　▶ 高齢者施設の注意点・配慮点 93
  ▶ 結核患者発生時の対処 94

12 クリニック・診療所の対策 ………………………………………… 武内健一 96
  ▶ はじめに 96　　▶ クリニック・診療所でのリスク因子 96
  ▶ 結核（疑い）の早期発見 98　　▶ 結核患者発生時の対処 99
  ▶ 結核患者の来院後対処 100　　▶ おわりに 101

13 入院時・転院時の対策 ……………………………………………… 俣木陽子 102
  ▶ 入院時の検査 102　　▶ 転入院時の情報共有 103　　▶ 施設間の連携 104

14 外国人の来院・入院時の対策 ……………………………………… 下内　昭 105
  ▶ 外国人のリスク因子 105　　▶ 結核の早期発見 108
  ▶ 結核患者発見時の対処 108　　▶ 言葉の問題への対処 109

第3章　結核対策におけるコミュニケーション

01　患者・家族への啓発方法 ……………………………………………………… 俣木陽子　114

▶ 咳エチケット　114　　▶ 受診行動へのアプローチ　114
▶ こころのケアに配慮しながら支援する　115　　▶ 確実な服薬の継続がカギ　116
▶ 保健指導について　117

02　職員への啓発方法 ……………………………………………………………… 俣木陽子　118

▶ 結核対策の必要性を分かってもらうことから始める　118
▶ 「結核かもしれない…」と疑う眼を持つ　118
▶ 飛沫の飛散防止と結核菌の吸入防止　119　　▶ 健康管理　120

03　地域の病院との連携 …………………………………………………………… 俣木陽子　121

▶ 早期診断に向けて　121　　▶ 診療体制の配慮　122
▶ 地域連携クリニカルパス　122

04　発生時の保健所との連携 ……………………………………………………… 松本健二　124

▶ 結核患者発生時の一般的な流れ　124　　▶ 保健所の役割　127

第4章　結核の治療法

01　抗結核薬治療 …………………………………………………………………… 大島信治　130

▶ はじめに　130　　▶ 抗結核治療の原則　130　　▶ 抗結核療法失敗の理由　131
▶ 抗結核薬の種類　131　　▶ まずは敵（結核菌）を知る　132
▶ 手持ちの武器（抗結核薬）の強さを知る　132　　▶ 標準治療　133
▶ 治療原則に則った治療戦略　133　　▶ 耐性菌について　135　　▶ おわりに　136

02　直接服薬確認療法（DOTS） …………………………………………………… 永田容子　137

▶ DOTS戦略の基本　137　　▶ 院内DOTSの実践手法　139
▶ 院外でのDOTS（地域DOTS）の実践手法　140

おわりに ……………………………………………………………………… 永井英明（145）

索引 …………………………………………………………………………………… 146

第 **1** 章

結核の基本

01 現代社会の結核

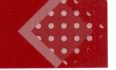

永井英明

　日本の結核の罹患率は年間10〜11％の率で順調に減少してきましたが、1977年頃より減少率が縮小し、1997年の結核罹患率は人口10万対33.9と43年ぶりに増加に転じました。その後の結核対策により2015年の結核罹患率は10万対14.4となりましたが[1]、欧米先進国の結核罹患率が5前後の現状と比較すると依然として高値であり（図1)[1]、わが国は結核の中蔓延国です。なかでも高齢者ほど結核罹患率が高いのです。70歳以上が全患者数の58.9％を占め、80歳以上が38.3％を占めています。結核患者数は80歳未満では毎年減少し、80歳以上では横ばいでした。2015年ではようやく80歳以上が大きく減少しました。年齢が高齢になるにつれ結核の推定既感染率は上昇し、70歳では60％を超えています。戦後の結核高蔓延時代を生き抜いてきた高齢者は、ほとんどが既感染者であり、高齢となり免疫機能が低下し内因性の再燃を起こして発病してくるものと思われます。

　都道府県別に結核罹患率[1]をみますと、高い地域は大阪府（10万対23.5、2015年）、兵庫県（17.1）、東京都（17.1）、大分県（17.1）、奈良県（16.8）であり、低い地域は山形県（7.3）、長野県（8.3）、宮城県（8.5）、秋田県（8.5）、山梨県（8.7）です。結核罹患率の最も高い大阪府の中では、大阪市が34.4と高値ですが、低下しつつあります。日本の結核罹患率は西高東低といわれ、大都市を抱えている自治体の結核罹患率が高い傾向にあります。

　受診の遅れと診断の遅れが相変わらず認められており、結核感染対策という視点に立て

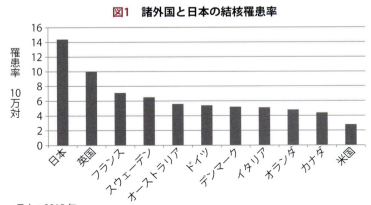

図1　諸外国と日本の結核罹患率

日本：2015 年
諸外国：2014 年（Global Tuberculosis Control WHO Report 2015 より）

（文献 1 より作図）

ば改善されなければなりません。有症状結核のうち症状発現から初診までの期間が2ヵ月以上（受診の遅れ）の割合は20.0%（2015年）であり、働き盛りで喀痰塗抹陽性の30〜59歳に限ってみると、37.1%は受診が遅れています[1]。受診の遅れの間に多数の人々に感染を広げている可能性があります。有症状結核のうち、初診から診断までの期間が1ヵ月以上（診断の遅れ）の割合は21.5%であり[1]、医療機関における結核診断の遅れが依然として認められ、医療従事者の結核診断の甘さがみられます。院内感染対策上、大きな問題です。結核の中蔓延国である日本では、長引く咳や胸部異常影のある症例では喀痰の抗酸菌塗抹培養検査を日にちを変えて3回必ず行うべきです。

潜在性結核感染症（Latent Tuberculosis Infection：LTBI）の新登録患者数[1]は、2011年に急増した後は徐々に減少し、2015年は6,675人でした。このうち、看護師・保健師は896人（13.4%）、医師は137人（2.1%）を占め、院内感染によるものと思われます。

新登録結核患者で糖尿病を合併している割合は例年13%前後でしたが、近年上昇傾向にあり、2015年は2,686人、14.7%でした[1]。特にコントロール不良の糖尿病の結核発病リスクは高く、糖尿病患者数は極めて多いので、注意が必要です。

2015年中の結核による死亡者数は1,955人で、前年に比べ144人減少し、死亡率は10万対1.6、死因順位は29位でした。

「結核の統計」で1998年に国籍別の分類を始めてから、外国出生者の新登録結核患者数は増え続けており、2012年以降1,000人を超え、全体の6%を占めるようになりました[1]。特に、青壮年では外国人の比率が高く、30〜39歳では、252人（22.9%）であり、20〜29歳では、565人（50.1%）でした。

最強の抗結核薬であるイソニアジド（INH）とリファンピシン（RFP）の両剤に耐性の多剤耐性結核（Multiple Drug-Resistant Tuberculosis：MDR-TB）が世界的に問題となっています。MDR-TBの中で、少なくとも一つの注射薬〔カナマイシン（KM）、カプレオマイシン（CPRM）、アミカシン（AMK）〕と1種類のキノロン系薬に耐性を獲得した超多剤耐性結核（Extensively Drug-Resistant Tuberculosis：XDR-TB）はさらに治療に難渋します。日本のMDR-TBの割合は2007年度の結核療法研究協議会による全国調査[2]では、未治療例では0.4%、既治療例では4.1%であり、幸い増加傾向にありません。XDR-TBはMDR-TBの中の5.9%でした。今後のMDR-TB、XDR-TBの動向に注視が必要です。MDR-TBを増やさないようにするには、患者を早期に発見し治療を開始すること、薬剤感受性検査を必ず行い適切な抗結核薬を選択すること、治療指針に沿った治療期間を確実に守ることが必要です。

🌐 Reference

1) 公益財団法人結核予防会編：結核の統計2015. 公益財団法人結核予防会, 東京, 2016
2) Tuberculosis Research Committee (RYOKEN)：Nationwide survey of anti-tuberculosis drug resistance in Japan. Int J Tuberc Lung Dis 19：157-162, 2015

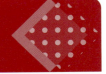

02 結核の病態

永井英明

結核の感染と発病

　結核は結核菌を吸入することにより感染します。気道系の感染症では、咳やくしゃみなどの飛沫を吸入することにより感染する飛沫感染と、飛沫の水分が蒸発して病原体のみとなった飛沫核を吸入することにより感染する飛沫核感染があります。飛沫感染は水分を含み重いので、感染源から2m 以内の範囲にただちに落下しますので広い範囲に感染が及ぶことはありません。飛沫感染の代表はインフルエンザです。飛沫核はほとんど病原体のみとなるので軽いため、空中に浮遊する時間が長く、換気によっては広い範囲に病原体が達する可能性があります。飛沫核感染は空気感染ともいい、結核、麻疹、水痘が代表的な感染症です。しかしながら、結核は飛沫核感染のみというわけではなく、感染経路の主体が飛沫核感染ということであって、飛沫感染も当然考えられます。

　結核菌が肺胞に達して肺胞マクロファージに貪食されると感染が成立します。飛沫核が気道の線毛に補足されると排除されるため、飛沫核を吸入したからといって直ちに結核感染が成立することはありません。飛沫核を吸入した人の25～50％に感染が成立するといわれています。

　感染が成立した場合、肺内に初期変化群（primary complex）を形成して、結核菌は一時的に休眠状態（休止菌）となります。この状態の結核菌は通常とは異なる代謝状態にあって増殖しません。このまま活動性結核に移行せずに、臨床症状、X 線所見、細菌学的検査で活動性結核を示す所見がない状態を潜在性結核感染（Latent Tuberculosis Infection：LTBI）といいます。LTBI は結核感染が成立しているので、ツベルクリン反応（ツ反）やインターフェロンγ遊離測定法（後述）は陽性となります。

　しかし、感染が成立したとしても、全例が発病するわけではありません。2年以内に5％の人が発病し、さらに5％の人が一生の間に発病する、すなわち、感染が成立して10％の人が発病する程度です。しかし、これは健康な人についての発病リスクであり、免疫機能が低下した人では発病するリスクは高くなります（表1）。

表1　結核感染者の活動性結核発病リスク要因

対　象	発病リスク
AIDS	170.3
珪肺	30
頭頸部癌	16
免疫抑制剤使用	11.9
血液透析	10〜15
低体重	2.2〜4
糖尿病	2.0〜3.6
喫煙	2.2
胃切除	5
空腸・回腸バイパス	27〜63

（文献1より改変）

 Reference

1) Rieder HL, Cauthen GM, Comstock GW et al：Epidemiology of tuberculosis in the United States. Epidemiol Rev 11：79-98, 1989

03　結核のリスク要因

永井英明

　結核菌に対する生体側の防御を担っている免疫は、細胞性免疫ですので、細胞性免疫が低下するような病態では、結核が発病するリスクは高くなります。

　結核発病のリスクの高い病態を **p13 表1**に示しました。健康な人が結核に感染して発病するリスクを1とした場合、その何倍発病しやすいかを示した表です。発病リスクの最も高い病態は、HIV 感染症であり、あらゆる病態の中で HIV 感染症が最も細胞性免疫の低下する疾患であることを物語っています。AIDS 発症の状態ではさらに結核発病のリスクは高まります。したがって、HIV 感染症合併結核では、他の免疫不全症合併結核と比べ、結核が最も重症化しやすいということが容易に理解できます。

　免疫を抑制する薬剤の投与は、当然結核を発症しやすくします。最近では、生物学的製剤が関節リウマチに対して著効を示すということで、多くのリウマチ患者に使われるようになりました。生物学的製剤は結核発病を抑えるサイトカインを抑え込んでしまうので、結核が発病しやすくなり、重症例も報告されています。

　免疫抑制剤を投与する前には、結核に感染していないかを検査し、慎重に判断しなければなりません。結核に感染していることが分れば、免疫抑制剤を投与する前にイソニアジド（INH）の投与が必要となります。

　コントロール不良の糖尿病は前述の様に結核発病のリスクがあります。わが国には多数の糖尿病患者がいますので、**p13 表1**の中では糖尿病合併結核患者数が最も多いのが現状です。

　上記の方たちが結核を発病した場合、リファンピシン（RFP）が他の薬剤に及ぼす影響に注意しなければなりません。RFP は肝臓における薬剤の代謝を亢進させてしまうので、併用薬剤の血中濃度が低下してしまいます。例えば、HIV 感染症治療薬（非核酸系逆転写酵素阻害薬、プロテアーゼ阻害薬）、副腎皮質ステロイド、タクロリムスなどの免疫抑制剤、一部の糖尿病治療薬などが影響を受けます。それぞれの薬剤をどのように併用すればよいかは十分に調べてから投与しなければなりません。

04 結核の検査と診断

永井英明

　結核の診断は、症状、臨床経過、検査所見などから結核症を疑わなければ難しいでしょう。結核の中蔓延国といわれているわが国では、日常臨床で常に結核を念頭において対応しなければなりません。結核の検査をすすめるべき患者としては、2週間以上長びく咳を訴える患者、抗菌薬に反応の悪い不明熱、2年以内に喀痰塗抹陽性患者と接触した人、他疾患の治療中に咳、発熱が出現し治りがたい症例などがあげられます。初診時に胸部単純X線写真にて異常陰影がある症例については、原則として喀痰の抗酸菌検査を全例に行うべきです。

 ## 画像所見

　胸部単純X線写真では、上葉を中心とする空洞影とその周辺の散布影を伴う陰影が典型的ですが、胸水貯留、縦隔リンパ節腫大を認めることもあります。しかし、画像上は他の呼吸器疾患との鑑別が困難な例（**表1**）が多いので、診断には結核菌の検出が必要です。肺結核の進展は基本的には気道に沿った散布であり、それを端的に示す胸部単純X線写真所見は多発小粒状影です。それは終末細気管支から肺胞道周辺に形成される結核性病変を反映しており、散布性粒状影ともいわれます。CTでは小葉中心性の粒状影として認められます。粒状影とそれを連結する細気管支の樹枝状の陰影を、tree-in-bud ❶（**図1**、胸部CT、矢印）といい、結核病変として特徴的であり、確実ではありませんが他の疾患を否定しうる重要な所見となります。

ひとくち Memo❶

Tree-in-bud
　小葉中心性粒状影と気管支血管束で形成される陰影で肺結核でしばしば見られます。木の枝についているつぼみに似ているので「木の芽」所見といわれています。

表1　肺結核の胸部単純X線写真所見

所見	鑑別すべき疾患
空洞影	肺膿瘍、肺腫瘍、肺真菌症
浸潤影	肺炎
結節影	肺腫瘍
粟粒影	過敏性肺臓炎、転移性腫瘍
胸水	心不全、悪性腫瘍
肺門・縦隔リンパ節腫大	悪性腫瘍、肺真菌症、サルコイドーシス
散布性粒状影	比較的結核に特有

図1　Tree-in-bud 所見

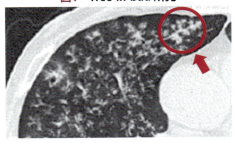

細菌学的検査

　病変部に結核菌が存在することを確認できたときに、診断が確定します。喀痰塗抹培養検査は日にちを変えて3回行うことが基本です。喀痰検査で結核菌を検出できない場合は、胃液検査あるいは気管支鏡検査を行い病変部の気管支洗浄あるいは肺生検を行います。

　現在では、喀痰塗抹検査は集菌法が用いられており、結果は抗酸菌染色で染まる菌数により、ガフキー号数❷ではなく（1＋）（2＋）（3＋）という記載法で示されます。菌の同定には、喀痰などの臨床検体を用いて結核菌の RNA や DNA を増幅する方法が用いられています。培養菌についても同様に核酸同定法が用いられています。

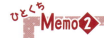

ガフキー号数

　これまで喀痰塗抹試験の結果をガフキー号数（1〜10号）で表示してきましたが、標本中の菌数を細かく分けても臨床的に意味がないので、（1+）〜（3+）の簡便な記載法に改められました。感染危険度の算定のためには、（1+）はガフキー2号、（2+）はガフキー5号、（3+）はガフキー9号と読み替えて用います。

　結核菌が培養で得られた場合、必ず薬剤感受性検査を行う必要があります。薬剤感受性が分らないと、適切な治療薬を選択できないからです。今では、培養菌を用いなくても、喀痰検査で、リファンピシン（RFP）耐性遺伝子を検出する方法もあります。

　米国疾病管理予防センター（CDC）[1] はこの一連の検査、すなわち塗抹検査、同定検査、薬剤感受性検査の結果は、それぞれ、1日、10〜14日以内、15〜30日以内に臨床現場に報告すべきであるとしています。現場に早く結果を知らせないと診断や治療薬の選択が遅れ、感染を広げたり、治療期間が長くなってしまうからです。

　結核の感染経路の究明や集団感染の証明を行う際に、複数の患者から検出された結核菌が同一菌株であることの確認が必要になります。その確認方法として、結核菌の遺伝子を比べることにより、同一菌株であるかどうか調べる方法があり、積極的に用いられています。

インターフェロンγ（IFN-γ）遊離測定法（Interferon-Gamma Release Assay：IGRA）

　従来、結核感染の診断はツベルクリン反応（ツ反）によって行われてきました。ツ反はBCG の接種を受けていない人では感度、特異度ともに高く基本的には優れた方法ですが、BCG 接種者においては、現れる反応が過去の BCG 接種によるものか、最近受けた結核感染によるものかが区別できないという大きな問題があります。BCG 接種に積極的に取り組んできたわが国では、結核感染の有無をツ反で判定するのは困難です。最近では BCG 接種の影響を受けない結核診断法が用いられています。結核特異的抗原刺激に対するリンパ球のインターフェロンγ（IFN-γ）産生能を測定することによって結核感染の診断を行う方法（IGRA）です。

　わが国で使用されている IGRA はクォンティフェロン®TB ゴールド（第3世代、QFT-3G）と T-スポット®.TB（T-SPOT）です。2つの検査とも、感度および特異度は90％を超えます。

　QFT-3G は全血を用いる検査法であり、採血管の中にすでに刺激抗原が含まれており、採血後直ちに抗原刺激が始まります。使用される結核菌由来の特異抗原は ESAT-6、CFP-10、TB7.7の3種類です。産生された IFN-γ を ELISA（Enzyme-Linked ImmunoSorbent Assay）法で測定します。採血した施設で処理がすめば長期保存が可能となるので、検査会社へ依頼する時間的余裕ができることは大きな利点です。ただし、全血を用いるためリンパ球数が低下しているような免疫不全状態では感度が低下する可能性があります。

　T-SPOT ではヘパリン採血した血液を用い、32時間以内に測定を開始すればよい検査法です。末梢血単核球を洗浄し細胞数をそろえ、ESAT-6およびCFP-10を添加して培養します。ELISPOT 法（Enzyme -Linked ImmunoSpot）により IFN-γ 産生細胞の存在した場所をスポットとして可視化し、その個数を計測し結核感染を診断します。T-SPOT は細胞数をそ

ろえるので細胞数によって結果が変動しない利点があります。免疫機能低下患者でも健常人と同様の感度を示すといわれています。

　IGRA は、接触者健診、医療関係者の結核管理、発病リスクのある患者・免疫抑制状態にある患者の健康管理、結核の補助診断などにツ反に代わって用いられています[2]。

　しかしながら、最近、IGRA で問題となっているのが、「変動する再現性と連続検査における変動」です。変動する再現性とは、検体の扱いによって検査結果が変動することや、同じ検体を異なる検査室で検査したときの変動などです。連続検査における変動とは医療従事者などに一定間隔で経時的に IGRA を繰り返すと、陽転化や陰転化の変動があり、結果が一定しないことを指します。これらの原因はすべて明らかになっているわけではありませんが、IGRA は生きた細胞を扱う検査法ですので、検体を決められた方法で丁寧に扱うことが重要です。

◈ Reference

1)　Tenover FC, Crawford JT, Huebner RE et al：Guest Commentary．The resurgence of tuberculosis：is your laboratory ready? J Clin Microbiol 31：767-770，1993
2)　日本結核病学会予防委員会：インターフェロン γ 遊離試験使用指針. 結核 89：717-725，2014

第2章

即実行
結核対策の実際

01 隔離対策

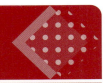

佐々木結花

はじめに―難しい、しかし大切な、結核をめぐる法律について―

結核患者の中で、感染症法に基づき入院を勧告される場合があるのはなぜでしょうか。

感染症法第26条において「都道府県知事は、二類感染症のまん延を防止するため必要があると認めるときは、当該感染症の患者に対し特定感染症指定医療機関若しくは第二種感染症指定医療機関に入院し、又はその保護者に対し当該患者を入院させるべきことを勧告することができる。」とあります。これは、結核が「空気感染」という感染経路によって感染が拡がっていくためです。空気感染については他章でくわしく述べられますが、結核菌が空気の流れに乗って拡散し、離れた場所にいる患者にも感染が生じる感染経路です。また、結核は感染してから発病するまで潜伏する期間が非常に長く、感染したか当人が全く気がつかず、数ヵ月以上たっていつのまにか発病してしまい、さらに感染を拡大することがあるからです。

入院を勧告されることと、入院を強制されることは異なるのでしょうか。

入院勧告とは、命令ではなく「勧告＝勧める」ことです。患者の意思に反して説明せず入院を強制することは人道上許されることではありませんので、感染症法上患者またはその保護者に対し適切な説明を行い、その理解を得るよう努めなければならないこととされています。

入院を拒否する患者に対し、改めて検査できる期間を想定し72時間を超えない期間で入院するべきことをまず勧め、その間に感染症診査協議会は診査し適切な入院であるか判断し、その結果入院が必要であれば継続して入院するよう「勧告」します。入院を勧告する場合、基準が存在し、現場では「入院基準」と言われています[1]。

入院期間はどのように決めるのでしょうか。

　入院は、感染症診査協議会の承認の下、感染症のまん延を防止するため必要があると認められるときに限り30日以内の期間で結核指定医療機関に「勧告」入院することができます。またこの期間を延長する必要があるときには再度感染症診査協議会に検査成績を提出し、診査を受け、入院期間を延長してもよいと定められています。感染を恐れ入院期間を不当に延長することは人道上許されてはならないため、このような決まりができています。「勧告」入院時は、患者の自己負担である医療費は患者の所得税納税額で決定されますが、入院中の医療費はほぼ都道府県の負担となるのが実情です。外来での治療は、薬剤費、結核治療に関わる検査の一部、などに対し、自己負担額の5％程度の負担を求めるのみで、残りは都道府県の負担となります。

就業制限とは

　結核によって周囲に感染を拡大するため、仕事に行ってはならないという法律があります。これは感染症法第十八条に定められており、厚生労働省が決めた業務については周囲に結核感染を生じうる期間、仕事に従事してはならないと、定められています。この職種とは「接客業その他の多数の者に接触する業務」と称されていますが、保育士、教師をはじめとする教育関係者、医療従事者、理美容関係者、芸能人、飲食業などの方々を主として考えた内容です。免疫力の低い子どもや病人に接したり、不特定の方に親密に接する仕事と考えればよいでしょう。外来で治療を開始される患者にもこの法律が適応される場合もありますが、自宅で過ごすこと自体は周囲への感染につながらない程度であっても、仕事場で免疫の低下した方々と接した場合に結核感染を生じないための法律です。

法律が細かく決まっている理由はなぜでしょうか。

　本邦は感染症について過去に暗い歴史を有しており、感染症法の冒頭にも、「ハンセン病、後天性免疫不全症候群等の感染症の患者等に対するいわれのない差別や偏見が存在したという事実を重く受け止め、これを教訓として今後に生かすことが必要である」という基本理念が述べられております。これは「感染症」というだけで隔離・差別を長期に受けてきた不幸な歴史を繰り返さないという意思の表明です。

　結核自体、昭和26年3月に制定された「結核予防法」が2007年に感染症法に統合されましたが、その要因の一つとして、法律に病気自体の名前をつけることは患者へ偏見を持つ原因となりうると考えられたことがあります。入院を勧告し入院していただくことは、あくまで社会に対する患者の協力であり、理解を得たうえで行う公衆衛生上重要な対策です。

第2章

01
隔離対策

隔離の基準（表1）[2]

　結核感染が生じる条件として、①結核菌を排菌する患者が喀出する菌量（喀痰塗抹検査成績）、②咳の有無、激しさ、③咳の期間、④排菌する患者の生活環境、⑤感染を受ける周囲の人々の状況、が関係するとされています[2]。それらを考慮し、隔離対策が定められています。

　現在定められている入院の基準を**表1**に示します。喀痰塗抹陽性でない場合でも、痰や胃液、気管支鏡で採取された検体から結核菌が同定された場合（培養陽性例、核酸増幅法検査）、咳が強く周囲に感染を生じる可能性がある場合に、入院が勧告される場合があります[2]。

　隔離基準に該当しない結核患者もいます。肺結核の一部（症状のない喀痰塗抹陰性例）、粟粒結核（喀痰塗抹陰性例）の患者は、「勧告入院」を保健所から命じられることはありません。肺外結核（肺結核で症状がなく胸部異常影はあっても喀痰塗抹3回陰性、粟粒結核で喀痰塗抹陰性・症状なし、肺以外の臓器の病変のみなど）患者は、一般外来で治療を受けることができます。

　逆に、治療を受けながらも内服を自己中断したり、不規則に内服した結果、病状ないしは画像検査で悪化が疑われ、排菌の可能性を有する患者については、入院隔離を勧告することができます。

表1　入院基準

第1　入院に関する基準

　結核について、法第26条において準用される法第19条及び第20条の「まん延を防止するため必要があると認めるとき」とは、平成19年6月7日付け健感発第0607001号「感染症の予防及び感染症の患者に対する医療に関する法律第12条第1項及び第14条第2項に基づく届出の基準等の一部改正について」の2（3）ア「結核患者（確定例）」に該当する者（以下「患者」という。）が以下の（1）又は（2）の状態にあるときとする。

（1）　肺結核、咽頭結核、喉頭結核又は気管・気管支結核の患者であり、喀痰塗抹検査の結果が陽性であるとき。
（2）　（1）の喀痰塗抹検査の結果が陰性であった場合に、喀痰、胃液又は気管支鏡検体を用いた塗抹検査、培養検査又は核酸増幅法の検査のいずれかの結果が陽性であり、以下のア、イ又はウに該当するとき。
　　　ア　感染防止のために入院が必要と判断される呼吸器等の症状がある。
　　　イ　外来治療中に排菌量の増加がみられている。
　　　ウ　不規則治療や治療中断により再発している。

　この法律は、結核患者が入院しなければならない条件を示します。その条件とは、（1）肺結核、咽頭結核、喉頭結核（両者とものどの結核）、気管・気管支結核の患者で、喀痰検査で結核菌塗抹陽性の時、（2）（1）でなくても、喀痰や胃液、気管支鏡で採取された検体が、塗抹検査、培養検査、核酸増幅法検査のどれかで陽性で、ア）咳、痰がある、イ）外来中に菌が増えてくる　ウ）患者が薬剤を飲んだり飲まなかったりしたり、あるいは勝手に中断してしまうという、この（1）あるいは（2）のどちらかであれば入院しなくてはならないと考えてよいということです。

（文献2より）

解除基準（表2）[2]

　退院できる基準と、退院させなくてはならない基準があり、就業制限の期間は、退院させなくてはならない基準の期間と同じです（**表3**）[2]。

　退院することができる基準とは、2週間以上の有効な治療を行い患者の病状が改善し（発熱、咳、痰などがなくなること）、有効な治療が2週間以上続いていること、薬剤に対して耐性をもっていないか薬剤感受性検査を行って結果が出ていること、患者自身が治療の重要性を理解し、内服を中断させないような服薬支援体制が整っていること、が必須要件となります。加えて、喀痰塗抹検査あるいは培養検査が連続3回（日を変えて）陰性であることが必要です。

　退院させなくてはならない基準は、患者の病状が改善し（発熱、咳、痰などが消失）、日の異なった喀痰培養検査連続3回の陰性です。3回目は核酸増幅法とすることもできますが、臨床現場では核酸増幅法を判定に加えることは多くはありません。なお、入院中の喀痰検査の間隔は定められていませんが、現場では多くの施設で週一回施行されています。

　患者が治療を理解せず、治療を中断してしまう可能性があるときには、事前に保健所と入院医療機関、患者と十分協議した後に、退院を決定します。これを「退院カンファレンス」と呼んでいます。患者のこれからを考え、内服中断を招かない支援体制が必要です。

表2　退院基準

第2　退院に関する基準
結核について、法第26条において準用される法第22条の「当該感染症の症状が消失したこと」とは、咳、発熱、結核菌を含む痰等の症状が消失したこととし、結核菌を含む痰の消失は、異なった日の喀痰の培養検査の結果が連続して3回陰性であることをもって確認することとする。 　ただし、3回目の検査は、核酸増幅法の検査とすることもできる。その場合、核酸増幅法の検査の結果が陽性であっても、その後の培養検査又は核酸増幅法の検査の結果が陰性であった場合、連続して3回の陰性とみなすものとする。 　また、以下のアからウまでのすべてを満たした場合には、法第22条に規定する状態を確認できなくても退院させることができるものとする。 　ア　2週間以上の標準的化学療法が実施され、咳、発熱、痰等の臨床症状が消失している。 　イ　2週間以上の標準的化学療法を実施した後の異なった日の喀痰の塗抹検査又は培養検査の結果が連続して3回陰性である。（3回の検査の組み合わせは問わない。） 　ウ　患者が治療の継続及び感染拡大の防止の重要性を理解し、かつ、退院後の治療の継続及び他者への感染の防止が可能であると確認できている。

　この法律は結核で診査を受け入院した結核患者が退院することができる条件です。症状が消失し、喀痰の塗抹ないしは培養検査が3回連続して陰性になればよいとされています。ただし患者が結核治療を理解しなければ、入院を必要とします。

（文献2より）

表3　就業制限

第3　就業制限に関する基準
法第18条の「まん延を防止するため必要があると認めるとき」とは、喀痰の塗抹検査、培養検査又は核酸増幅法の検査のいずれかの結果が陽性であるときとする。 　また、感染症の予防及び感染症の患者に対する医療に関する法律施行規則（平成10年厚生省令第99号）第11条第3項第1号の「その症状が消失する」とは、咳、発熱、結核菌を含む痰等の症状が消失することとし、結核菌を含む痰の消失は、第2に記載する手続きによって確認することとする。 　ただし、治療開始時に入院を要しない状態で、治療開始時の培養検査又は核酸増幅法の検査の結果が陽性であることから就業制限の通知がなされている患者については、2週間以上の標準的化学療法が実施され、治療経過が良好である場合は、2週間以上の標準的化学療法を実施した後の異なった日の培養検査又は核酸増幅法の検査の結果が2回連続で陰性であった時点で、結核菌を含む痰の消失が確認できたものとみなしてよいものとする。 　なお、治療開始時の培養検査の結果が後に陽性であることが判明した者について、当該検査後の治療状況を確認し、上記ただし書の状況に合致する場合には、就業制限をかける必要はないものであること。

　この法律は、結核を感染させる可能性があるので仕事に行くのは禁ずるという法律です。場合によっては退院して自宅にいても仕事に行くことが禁じられる場合も含まれます。菌が消失し、症状が消失していることが最低条件です。入院するほどではなくても仕事に行くことを禁じられた場合は、2週間以上治療され、良好な経過であり、喀痰の結核菌検査で2回塗抹ないしは培養陰性の場合、菌が消失したとみなされます。

（文献2より）

隔離室の条件

　隔離室については多くの検討がなされています。筧らが報告した「結核を想定した感染症指定医療機関の施設基準に関する研究」[3] および2014年に改訂された「結核院内（施設内）感染対策の手引き　平成26年度版」[4] から以下に述べます。

　結核患者が非常に多かった時代、本邦のあちらこちらに結核療養所が建設され、結核患者の隔離を専門に行っていました。現代のように結核患者が減少している状況では、感染性結核患者を収容する病棟としての建物を独立させることは、医療経営上困難です。同じ建物内とし、結核患者を収容している場所の空気が他の区域に流れ出ることのないことが重要です[5,6]。空調は結核患者の病棟ないしは病床に専用に設け、室内の空気が1時間当たり12回程度換気されることが望ましいとされています[5,7]。空気を再循環して使用する場合は HEPA フィルター（High Efficiency Particulate Air Filter）を通す必要があります。HEPA フィルターは使い捨てフィルターで、$0.3\,\mu\mathrm{m}$ の粒子を99.97％捕捉できます[3]。陰圧であるかの確認は、差圧計（室外の圧測定、室内が低いことが望ましい）や煙管法（煙のたなびき方で空気の流れを見る、室外から室内が望ましい）などでモニターする必要があります[1]。病床は原則として個室で、救急処置に支障なく、患者のストレスが軽くなるようにホテルのシングルルームと同様程度の15m²以上の広さが望ましいとされます[3,7]。診察室、処置室、ナースステーションは陽圧（空気が室内から室外へ流れる）とし、特にナースステーションは、勤務者空気感染予防用の N95マスクを外すことができるよう、

周囲から陽圧であるように維持されることが重要です[8]。

　一般病棟内に感染性結核患者用の隔離用個室をおく場合は、他区域への空気の流出を防ぐため前室を設け、前室と一般区域間では前室が陰圧となるよう圧の格差を持たせること、隔離用個室は独立空調とすること、が必須となります。病室の空調換気設備は、取り入れた外気をHEPAフィルターを通した後、全て屋外へ流す全排気方式とするか、再循環させる設備を設けることが必要となります[3,7]。

隔離室をどう準備するのでしょうか

　隔離室は、この場合は一般病棟における個室という想定で、具体的に述べます。

　病室は、室内の陰圧を維持し空気が室外へ漏れないようにするために、出入口、窓などをできるだけ気密性の保てる構造であるか確認します。医療スタッフは入口が開放したままにならないよう常に注意しましょう。出入口には緊急時に備え、ストレッチャーが入室可能な間口が必要です。窓は開かないよう設定しましょう。

　前室は陰圧とし、廊下側の空気を吸引するような圧力の差を設けます。室内空気の吸入口は天井あるいは壁におき、外部から遠くかつ患者のベッドの頭側、患者の頭部に近いところに排気口を設け、HEPAフィルターを通し外部へ排気を行います。飛散する結核菌を効率よく除去し、一定の方向へ気流が流れるように設置します。排菌患者が常時いる病室であるため、個室の広さに見合った換気能力とHEPAフィルターを正しく選択する必要があります。HEPAフィルターは一定期間ごとに交換が必要です。

　通常の個室に、医療用の簡易型空気清浄機を設置する場合があります。室内置き循環タイプと、ダクトを外につなげるタイプがありますが、いずれも陰圧空間を保ちながら循環口からHEPAフィルターを通した空気を排気させるため、隔離個室の空調は独立させる必要があります。しかしこの場合は前室スペースを作ることができないため、排菌量が多く咳嗽の多い患者の場合、長期間の入院には向いてはいません。広めの個室とし、入り口から遠い場所に患者のベッドを配置し、空気の流れは入り口から空気清浄器あるいは排気口まで一定とする必要があります。

　患者が室外へ出るのを防ぐために、収容する室内にはトイレ、シャワー、テレビ、電話など、患者のアメニティを考慮した設備が必要です。売店からの物品の購入の注文（売店に行かず病棟で受け取るシステム）、インターネット使用可などが、今後は望まれます。なお、肺結核疑い患者の収容目的として使用する場合、結核疑いの患者を集めて一室とすることはできませんので、患者一人一室とすることに注意しましょう。

陰陽圧を切り替えられることは重要です

　結核病棟内に免疫が低下するような疾患を有する患者が入院した場合、免疫低下の程度にもよりますが、陰圧にしてある病棟の中に室内を陽圧に保てる個室が必要です。

院内で感染性結核患者が移動するときの対応

　結核病棟をもつ施設内であっても、検査などによって感染性結核患者が病棟外に出ざるを得ない場合があります。病棟内で行える検査は可能な限り病棟内で行うことが望ましいのですが、必要時は、感染性結核患者はサージカルマスクを着用し、医療従事者の付き添いのもとで、同日最後に検査を行うよう時間調整を行い、その後検査室の換気を十分に行わなければなりません。また、CTなど、頻回に結核患者が入室する検査室の場合、HEPAフィルター付きの空気清浄器を室内に置き、換気しつつ撮影を行うことも勧められます。患者が利用した歩行路の消毒は全く不要ですが、エレベーターには関係者以外は乗り合わせないよう注意しましょう。

　一般医療機関で入院中に感染性結核を診断され、その後患者が専門医療機関に転院する際、院内では患者はサージカルマスクを着用し、退院準備がすべて整った後、病室から可能な限り短い動線で病院外に出られるよう、あらかじめ計画し、動線の周囲の医療関係者にあらかじめ連絡し、同じタイミングで免疫の低下した患者と遭遇しないよう準備する必要があります。

おわりに

　本邦は、結核患者数減少に伴い、病棟単位から病床単位の結核患者収容に変化していく時期にいたりました。結核患者は、結核と診断される、あるいは疑われた場合に、適切に対処すれば院内感染を生ずることはなく、うっかり無防備に接した時に問題となります。今後グローバル化によって様々な感染症患者が本邦に入国してくると考えられますが、空気感染予防策を結核病床の整備で学んでおけば、他の感染症への対処が理解しやすいと考えます。大規模な医療施設では、今後陰陽圧切り替え可能な感染症対策個室を準備し、感染症患者に負担を与えないようマニュアルなども整備する必要があると考えます。

Reference

1) 青木正和：医師・看護職のための結核病学　1.基礎知識　平成24年改訂版. 公益財団法人結核予防会，東京，2012，p9-30.
2) 厚生労働省健康局結核感染症課長：「感染症の予防及び感染症の患者に対する医療に関する法律における結核患者の入退院及び就業制限の取り扱いについて」の一部改正について. 健感発第1001001号（平成19年10月1日）http://www.jata.or.jp/rit/rj/2007.10hospitalall.pdf
3) 分担研究者　筧　淳夫：平成20年度厚生労働科学研究費補助金（新興・再興感染症研究事業）　我が国における一類感染症の患者発生時の臨床的対応に関する研究　分担研究報告書「結核を想定した感染症指定医療機関の施設基準に関する研究」http://www.ns.kogakuin.ac.jp/~wwd1054/2008kekkaku.pdf
4) 厚生労働省インフルエンザ等新興再興感染症研究事業「結核の革新的な診断・治療及び対策の強化に関する研究」研究代表者　加藤誠也：結核院内（施設内）感染対策の手引き　平成26年度版. http://www.mhlw.go.jp/file/05-Shingikai-10601000-Daijinkanboukouseikagakuka-Kouseikagakuka/0000046630.pdf
5) Sehulster L，Chinn RY；CDC；HICPAC：Guidelines for environmental infection control in health-care facilities. Recommendations of CDC and the Healthcare Infection Control Practices Advisory Committee (HICPAC). MMWR Recomm Rep 52 (RR-10)：1-42，2003
6) 病院空調設備の設計・管理指針検討委員会：病院空調設備の設計・管理指針 HEAS-02-2004. 日本医療福祉設備協会，東京，2004，p107
7) Jensen PA，Lambert LA，Iademarco MF et al：Guidelines for Preventing the Transmission of Mycobacterium tuberculosis in Health-Care Settings，2005. MMWR Recomm Rep 54 (RR-17)：36-38，2005
8) 厚生省保健医療局長：結核患者収容モデル事業実施要領の一部改正について. 平成19年3月29日 健発第0329011号改正 http://www.mhlw.go.jp/shingi/2009/10/dl/s1029-10e.pdf

02 空気感染予防策

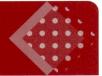

黒須一見

飛沫と飛沫核

　飛沫とは、5μm 以上の大きさの感染病原体を含む粒子であり、咳やくしゃみなどで1～2m 程度飛散します。飛沫によって感染を生じることを飛沫感染（Droplet infection）といいます。飛沫感染する病原体には、上気道炎症状を伴う感染症（インフルエンザ、ジフテリア、溶連菌感染症など）の多くと、細菌性肺炎などが代表的な疾患としてあげられます。2003年に世界で流行した重症急性呼吸器症候群（SARS）や中東や2015年に韓国で流行した中東呼吸器症候群（MERS）の原因となったコロナウイルスも飛沫感染が主な経路と考えられています。

　飛沫として空気中に飛散した病原体が、空気中で水分が蒸発して5μm 以下の軽い微粒子となったものを飛沫核といいます。飛沫核となってもなお病原性を保つ粒子は、単体で長時間浮遊し、2m 以上の長距離を移動します。呼吸によりその粒子を吸い込むことにより感染を生じた場合を空気感染（飛沫核感染、Airborne infection）といいます。粒子の径が小さい場合には、気道の奥の肺胞まで達します。空気感染の代表的な疾患は、結核・麻疹・水痘です。インフルエンザウイルス、コロナウイルスであっても、密閉された空間では、空気感染の可能性が示唆されています[1,2]。〔飛沫感染と空気感染（飛沫核感染）の違いについては p60 図1 を参照。〕

　医療環境における感染の伝播には、①感染性のある病原体（感染源）の存在、②病原体を受け入れる感受性宿主、③感染経路の3つの要件が不可欠であり、これらがすべてそろった場合に感染が成立します。結核の病原体は結核菌です。結核菌は、呼吸器結核あるいは喉頭結核の患者が咳やくしゃみ、歌唱したときに作られる飛沫核により運ばれます。飛沫核が肺胞内に到達して局所感染が成立し、続いてリンパや血液の循環により全身に広がります。通常は、感受性宿主が結核菌を含む飛沫核を吸い込み、口鼻腔、上部気管や気管支を通って、飛沫核が肺胞に到達して結核感染が成立します。結核性胸膜炎の患者も、呼吸器や喉頭の結核を合併している可能性があります。

空調管理

　結核の感染予防策には、病院体制、環境管理、呼吸器保護の3つの方策があります。ここでは、第2レベルである環境管理（空調管理）に関して述べます。環境管理の基本は、空気中の感染性の飛沫核の拡散を予防し濃度を低下させることです。具体的には、局所換気を用いて感染源から周囲への汚染を予防するために空気の流れを調節することと、全体換気によって汚染された空気をHEPA(High Efficiency Particulate Air)フィルターまたは紫外線殺菌灯などを用いて空気の浄化をはかります。

　局所換気は、空気中に飛んだ飛沫核などの感染源が、環境中に広がる前に捕集します。局所換気の方法としては、外部フード、閉鎖式ブース、テントが用いられます。閉鎖式換気ブースは、喀痰の誘発（吸引、吸入など）やエアロゾルを産生する処置（挿管など）の際に使用することができます。

　全体換気システムは、汚染された空気を希釈・除去するとともに、室内または施設全体の空気の流れを管理します。空気感染隔離室など、感染性の飛沫核が発生する可能性のある場所では、気流が排気口から屋外へ一方向性に流れる非循環式の換気システムがのぞましいとされています。循環式換気（館内の空気を循環させる方式）の場合は、HEPAフィルターを用います。

　空気感染隔離室では、換気回数を6回/時間以上に設定します。可能であれば、換気システムを調整ないし改良、あるいは空気浄化設備（HEPAフィルター付きの室内空気浄化装置か紫外線殺菌灯により換気と同等の効果）を利用して、12回/時間まで増やします。毎時12回の場合、浮遊菌の90％除去に約12分、99％除去に約23分、99.9％除去には約35分と計算されています（表1）。換気回数が多いほど、室内が清浄となる時間が短縮されることがわかります。このため、病院の新築や改築の際は、空気感染隔離室の換気が12回/時間以上になるように設計します。もし、空気感染隔離室で流量可変式の換気システムを用いているならば、常に病室が陰圧になるようなシステムを設計します。流量可変式のシステムでは、最低の設定でも毎時換気回数と陰圧（0.01inch H_2O 以上）状態が維持されるようにします。また、陰圧が保持できているか、スモークテストなどで定期的に確認も行います。

　気密性の高い新式の建物ほど空気が外に漏れない構造のため、空調管理が難しいかと思われます。意外に旧式の施設（古き良き建物）の方が建物に隙間があり、空気が外に排出されるため、可能であれば窓を開けることで換気が容易な場合があります（ただし、館内の換気システムが循環式かどうかの確認はしておいた方が良いと思われます）。クリニックや施設などで結核疑い患者を一時的に隔離したいといった場面では、全体換気システムまでは不要ですが、まずは、局所排気装置の導入や窓を開けて換気できるかの確認などの

表1　空調の時間換気回数と汚染除去の関係

ACH （換気回数）	汚染除去時間（分）	
	99%	99.9%
2	138	207
4	69	104
6	46	69
12	23	35
15	18	28
20	14	21
50	6	8

結核患者の退出後やエアロゾルを産生する処置後に、空中の結核菌を除去するのに必要な時間の推定に利用できる。

（文献3〜6より一部改変）

検討をされたら良いかと思います。

HEPA フィルター

　HEPA（High Efficiency Particulate Air）フィルターとは、空気清浄が求められる分野で使用される高性能フィルターです。ガラス繊維の濾紙でできており、日本工業規格では、『定格風量で粒径が0.3μmの粒子に対して99.97％以上の粒子捕集率をもち、かつ初期圧力損失が245Pa以下の性能を持つエアフィルタ』と規定されています。クリーンルームやクリーンブース用の精密空調機器、製造装置のファンユニットに使われ、高いクリーン度を要求されるような半導体や医薬品、食品製造などに適しています。また空気清浄機やエアコンなどの排気フィルターとしても搭載されています。米国では、フィルターの性能によってE10からU17の8クラスに分けられ、HEPA フィルターは粒子捕集率99.95％以上のH13と同じく99.995％以上のH14を指します。

　HEPA フィルターは、施設内で循環する空気や直接屋外に排気する空気中の感染性の飛沫核を除去することができます。局所換気ブースの排気口から直接周囲の部屋に排気するとき、空気感染隔離室（または陰圧室）から全体換気システムに排気するときに用いられます。屋外に排気する空気の感染性の飛沫核を除去することから、排気ダクトの安全装置としても使用することができます。HEPA フィルターを通すことにより、空気の循環が可能となり、全体換気がない場合や現在の換気システムでは十分な換気回数が得られない場合、新鮮な空気の供給や陰圧に影響しない空気浄化設備が必要な場合に用いることができます。これらの使用方法により、部屋や区域の相当数の換気回数を得ることができます。

　HEPA フィルターによる空気循環は、部屋からダクトに排気し、ダクト内に設置した

HEPA フィルターを通過させ、再び部屋か全体換気システムに給気することで可能となります。加えて、空気循環は、壁や天井に設置した HEPA フィルターによる浄化や可動式の室内空気の循環機器を用いて行うことができます。

　正しく機能させるためには、HEPA フィルターを製造元の指示に従って設置し、維持管理します。HEPA フィルターの交換頻度については様々な議論があります。使用状況にもよりますが、年1回など定期的なメンテナンスを行うこと、プレフィルターを使用している場合は、プレフィルターをこまめに清掃することで交換頻度を少なくすることもできるいわれています。

N95マスク（正式名；N95レスピレーター）

　N95レスピレーターは、空気感染源からの呼吸器感染のリスク軽減を目的として設計、開発された使い捨て式の保護用マスクです。N95レスピレーターの正式な英語の名称は、N95 Filtering Facepiece Respirator です。米国を中心とした英語圏では、感染防護として捕集効率の高いマスクを意味しており、呼吸器保護具[7]という位置づけになっているため、マスクではなく、レスピレーター（respirator）と呼称されます。（ちなみに人工呼吸器は「ベンチレーター（ventilator）」です）。わが国の医療現場では、サージカルマスクや N95 レスピレーターを総称して「マスク」と呼び、用途の違いは理解されているものの定義が曖昧です[8]。また、わが国の臨床現場では「N95マスク」と広く使われていますが、この項では正式名称の「N95レスピレーター」を用います。

　N95規格とは、米国労働安全衛生研究所（National Institute of Occupational Safety and Health：NIOSH）が制定した呼吸器防護具の規格基準です。N は「Not resistant to oil」耐油性なしを表しています。95は塩化ナトリウム（空力学的質量径0.3 μ m）の捕集効率試験で95％以上捕集することを意味します。N95レスピレーターは、5 μ m 以下の飛沫核に付着した病原体を捕集することができ、着用者の肺への病原体の進入を防ぐことができます。N95以外にも試験粒子が違う R（Resistant to oil、耐油性あり）、P（Oil proof、防油性あり）のカテゴリー、性能ランクは99（99％以上）、100（99.97％以上）があり、合計で9つの区分[7]があります。サージカル N95レスピレーターと呼ばれる種類は、N95レスピレーターの規格に追加して、液体防護性を米国食品医薬品局（Food and Drug Administration：FDA）より認証されているものがあり、手術室など、血液や体液の飛散が予想される場面での使用が可能です。

　わが国の国家検定規格では使い捨て防じんマスク区分（DS2）がこれに相当します。DS2の D は Disposable（使い捨て）、S は Solid（固体粒子）、2は性能ランクで95％以上を表します。その他に L（Liquid、液体粒子）のカテゴリー、性能ランクは、1（80％以上）と3（99.9％以上）があり、使い捨て式では合計6つの区分[7]があります。また、レスピ

レーターは、N95レスピレーターと電動ファン付き呼吸用保護具（Powered Air-Purifying Respirator：PAPR）があります。

　N95レスピレーターが必要な臨床場面としては、❶結核、麻疹、水痘など空気感染予防策を必要とする病室に医療従事者や患者家族が入室する前、❷検査技師が、結核など空気感染が疑われる患者の検体を取り扱うとき[9]、❸呼吸器感染症患者〔重症急性呼吸器症候群（SARS）患者、新型インフルエンザ（H1N1）患者など〕に対し、気管挿管、気管支鏡、気管内吸引などエアロゾルを発生させる処置を行うとき[10]、❹レーザー手術の粉塵粒子など、抗がん剤を取り扱うとき、❺救急外来での気管内挿管実施時があげられます。

　N95レスピレーターの形状は、カップ型、3つ折型、くちばし型など様々であり、自身の顔型にフィットした形状・サイズを選定し、適切に着用することが重要です[11]。各形状の着け方を図1に示します。米国労働安全衛生庁（Occupational Safety and Health Administration：OSHA）は、結核、SARS、天然痘、サル痘に感染した患者に接する場合には、N95レスピレーターを使用する前にフィットテストを行い、自分の顔にあったN95レスピレーターを選択することの必要性を示しています[12-14]。

　N95レスピレーターの国家検定は、フィルター性能についてのみの検定であり、装着者の顔面にフィットするかしないかについては考慮されていません。そのため、N95レスピレーターに期待される効果を得るためには正しく装着することが必要であり、フィットテストにてそれぞれの装着者の顔面に十分にフィットしているかどうかを確認することが重要です。フィットテストは、定性的テストと定量的テスト❶の2つの種類があります。

　N95レスピレーターの装着の際は、毎回、ユーザーシールチェック（フィットチェック）を実施します。ユーザーシールチェックとは、N95レスピレーターと顔の間からの空気の

ひとくち Memo❶

定性的テストと定量的テスト

　定性的テストとは、N95レスピレーターを正しく着用した上からフードをかぶり、中にサッカリン（甘み）や Bitrex（苦み）などの味のあるエアロゾルを噴霧して、ふつうの呼吸に加え、深呼吸や顔を上下、左右などに動かすといった米国のOSHAが定めているプロトコル（OSHA 29CFR 1910.134（f）（8）1998年1月8日）に準じた動作を行ったうえで味を感じるかどうかを確認します。米国においては、OSHAによりN95レスピレーターの導入時、とその後は年に1回フィットテストの実施が求められています。

　定量的テストとは、N95レスピレーターを装着して、N95レスピレーターの内側と外側の粉じん個数を測定できる機器を使用して、N95レスピレーターの顔面への密着性を調べる方法です。現在、国内では労研式マスクフィッティングテスター MT-03型、MT-05型（柴田科学）、マスク内圧フィッティングテスター（柴田科学、販売は重松製作所）、ポータカウントプロ・プラス（米国TSI社、販売はモレーンコーポレーション）の3機種が利用可能です。いずれの機器も数値で漏れ率がわかるため、定性フィットテストに比べ、密着の程度がわかりやすく、繰り返し測定でき、利用が簡便といったメリットがありますが、高額な機器のため、予算が必要となります。

図1　N95レスピレーターのつけ方

カップ型

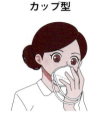
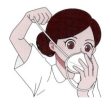

❶ゴムバンドが下にたれるように、マスク持ちます。

❷マスクで鼻と口を覆います。

❸上のゴムバンドを頭頂部にかけます。

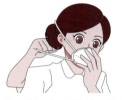
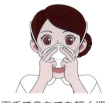
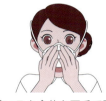

❹下のゴムバンドを首の後ろにかけます。

❺両手で鼻あてを軽く押さえながら、鼻あてを鼻の形に合わせます。

❻マスク全体を両手で覆い、息を強く出し空気が漏れていないか、息を強く吸ってマスクが頬に吸いつくかをみます（シールチェック）。

3つ折り型

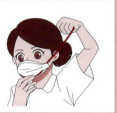

カップ型と異なり、フィルターをしっかり広げて着けましょう。

くちばし型

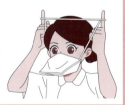

着用する際にフィルター部分がしなやかな場合が多く、型崩れしやすいため、ゴムバンドをしっかり広げて着けましょう。

〔職業感染制御研究会（JRGOICP）：個人用防護具の手引きとカタログ集　教育用図表抜粋より改変〕

漏れの有無を調べ、正しく装着できているかを確認するもので、装着のたびに行う必要があります。ユーザーシールチェックはフィットテストの代わりになるものではありません[12]。ユーザーシールチェックの方法には、陽圧チェックと陰圧チェックがあります。陽圧チェックは、N95レスピレーターを装着後、フィルターの表面を手で覆い、ゆっくりと息を吐きます。その際、N95レスピレーターと顔の間から空気が漏れているように感じられたら、マスクの位置を修正し再度行います。陰圧チェックは、陽圧チェックと同様に手で覆い、ゆっくり息を吸い込みます。マスクが顔に向かって引き込まれれば完了[11,12]です。

Reference

1) Siegel JD, Rhinehart E, Jackson M et al：2007 Guideline for Isolation Precautions：Preventing Transmission of Infectious Agents in Healthcare Settings．CDC, 2007 http://www.cdc.gov/hicpac/pdf/isolation/Isolation2007.pdf

2) 満田年宏訳・著：隔離予防策のための CDC ガイドライン：医療環境における感染性病原体の伝播予防2007．ヴァンメディカル，東京，2007, p100-105

3) Jensen PA, Lambert A, Iademarco MF et al：Guidelines for Preventing the Transmission of Mycobacterium tuberculosis in Health-Care Settings, 2005．MMWR Recomm Rep 54 (RR17)：1-141, 2005 http://www.cdc.gov/mmwr/preview/mmwrhtml/rr5417a1.htm?s_cid=rr5417a1_

4) 満田年宏訳・著：医療環境における結核菌の伝播予防のための CDC ガイドライン．メディカ出版，大阪，2006

5) Sehulster L, Chinn RY；CDC；HICPAC：Guidelines for Environmental Infection Control in Health-Care Facilities. MMWR Recomm Rep 52 (RR-10), 2003, 1-42 http://www.cdc.gov/mmwr/PDF/rr/rr5210.pdf

6) 満田年宏監訳：医療施設における環境感染管理のための CDC ガイドライン．サラヤ，大阪，2004 http://med.saraya.com/gakujutsu/guideline/pdf/kankyocdc.pdf

7) 和田耕治，吉川　徹，黒須一見ほか：感染対策としての呼吸用防護具　フィットテストインストラクター養成テキスト．財団法人労働科学研究所出版部，東京，2013, p1-36

8) 黒須一見，小林寛伊，大久保憲：各種 N95微粒子用マスクの漏れ率に関する基礎的研究．環境感染誌 26：345-349, 2011

9) 国立大学医学部附属病院感染対策協議会：国立大学医学部附属病院感染対策協議会病院感染対策ガイドライン（第2版）．http://kansen.med.nagoya-u.ac.jp/general/gl2/gl2.html

10) 石角鈴華：マスク（サージカルマスク・N95 マスク）・ゴーグル・フェイスシールド．INFECTION CONTROL 19：41, 2010

11) 職業感染制御研究会：カタログ集．http://jrgoicp.umin.ac.jp/index_related.html，特設コーナー『安全器材と個人用防護具』．http://www.safety.jrgoicp.org/

12) 満田年宏：医療従事者のための N95マスク適正使用ガイド．http://jrgoicp.umin.ac.jp/related/N95_respirators_users_guide_for_HP_pub1.pdf

13) OSHA：Administration respiratory protection standard [29 CFR 1910.134] https://www.osha.gov/SLTC/etools/respiratory/index.html

14) OSHA：Fit testing requirements for employees who wear respirators to protect against M, Tuberculosis, SARS, Smallpox, and Monkeypox. http://www.osha.gov/pls/oshaweb/owadisp.show_document?p_table=INTERPRETATIONS&p_id=24781

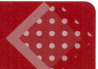

03 医療従事者の結核対策

美島路恵

はじめに

　医療従事者は結核菌に曝露される機会が多く、当然のことながら一般人と比較して結核罹患率は高い。医療従事者の中でも看護師の結核罹患率が一番高く、年代、対象、算出方法に違いはありますが、同年代の女性に対して罹患率は3～4倍程度高いと報告されています[1-6]。職員が結核を発症した場合、接触した可能性のある患者や職員など複数の接触者対応が必要となり、社会的影響が極めて高く、感染対策上医療従事者の結核対策は大変重要です。本項では、医療従事者の結核対策について解説します。

IGRA（Interferon-Gamma Release Assay）について（詳細は p17～18参照）

　IGRA は結核菌に感染している場合に、結核菌特異抗原の刺激によってインターフェロンγが遊離されることを利用して感染の有無を調べる検査になります。一般的には結核菌曝露から2～3ヵ月後に IGRA が陽転化するとされています。IGRA にはクォンティフェロン®TB ゴールド（QFT）検査と T-スポット®.TB 検査の二種類の方法があり、日本ではQFT 検査が2006年1月から、T-スポット®.TB 検査は2012年11月から健康保険適用となり、比較的最近用いられるようになった検査法です。

　結核感染の診断においては、従来ツベルクリン反応検査（ツ反）が用いられてきましたが、ツ反は BCG の影響を受けるため、結核に未感染であっても陽性を示すことが多く、感染の診断が困難です。そのことから、わが国のように BCG 接種率が高い場合は、IGRAを用いることの有用性が高いといえます。つまり、潜在性結核の診断が重要となる医療従事者の結核対策においては欠かせない検査となります。

入職時の結核対策

　先にも述べたように医療従事者の結核罹患率は高いとされています。その中で入職時の結核対策はどのような位置付けとなるのか考えていく必要があります。入職者には学生から社会人になった新入職者と、他院などで医療機関の勤務経験がある既卒入職者がいます。新入職者が結核菌に曝露されているリスクは極めて低いと考えられますが、他院などの勤務経験者については結核菌への曝露歴がある可能性を否定できません。入職者といっても、その背景が違うことを考慮したうえで、入職者の結核対策を構築していく必要があります。入職時の結核対策としては、**表1**で示す3項目の実施が求められます。もちろん、3項目すべてを実施することが望ましいですが、❸ IGRA の実施には手間とコストが掛かります。新入職者については結核発症のリスクは極めて低いため、❶❷を実施したうえで、結核発症のリスクが高い症例のみ❸ IGRA を実施する方策も有用であると考えます。しかし、IGRA の実施については、「結核院内（施設内）感染対策の手引き」[7]において新規採用職員に対して、採用時点（ベースライン）の結核感染歴の有無を把握するために IGRA の実施が推奨されています。以前は二段階ツ反❶が入職時の検査として用いられてきましたが、前述した通りわが国においては BCG 接種率が高いため、ツ反ではなく IGRA を実施していくことが望まれます。つまり、IGRA の実施に関しては、潜在性結核に関する早期発見の側面と、これから結核菌に曝露されるリスクの高い医療従事者に対するベースラインの把握といった2つの側面があることを理解する必要があります。

　東京慈恵会医科大学附属病院（当院）においては、新入職者、既卒入職者ともに❶～❸の入職時健診を実施しています。

表1　入職時の結核対策

結核対策における入職時健診実施項目
❶ 問診：結核菌曝露歴の有無、結核既往の有無
❷ 胸部 X 線撮影
❸ IGRA

ひとくち Memo❶

　ツ反は BCG 接種の影響を受けますが、時間とともに減弱していきます。しかし、ツ反検査を実施すると、刺激となって再度強く反応するようになります。つまり、2回目の検査時は1回目が刺激となって強く反応が出るようになります。医療従事者に対し、採用時にツ反検査を1回だけ実施し、その結果をベースラインとしてしまうと、その後結核曝露時に接触者健診としてツ反を行った場合、1回目のツ反の影響なのか、結核曝露によるものなのかが判断できなくなってしまいます。そのために採用時にツ反を2段階で実施し、1回目と2回目の反応結果をベースラインとして把握しておく必要があり実施されていました。

健康管理

　医療従事者は結核発病の危険は特に高くありませんが、もし発病した場合には周囲の多くの人々に感染させるおそれが高い結核デインジャーグループであることを自覚する必要があります。その上で、まずは感染症法第53条の2に基づく定期健康診断の受診、胸部X線撮影が必須となります。また、健康診断だけですべての結核が早期に発見されることは難しいため、日常の健康管理に留意し、2週間以上続く咳嗽症状時などは早期に診察・検査を受けることが重要となります。

　さらに当院では、結核感染の危険度が高い結核ハイリスク部署においては本人が自覚しないまま結核に曝露されている可能性を考慮し、毎年 IGRA を実施しています。結核ハイリスク部署としては、感染症病棟、呼吸器内科病棟、救急部、感染症・呼吸器内科外来、放射線部、病理部の職員（医師、看護師、事務員、看護補助員、技師）を対象としています。

曝露予防策

早期トリアージ

　結核患者の85％は一般医療機関を受診して発見されます。結核の曝露予防としては、空気感染予防策の実施が必要ですが、結核を疑わないことには空気感染予防策は行えません。そのことから、常に結核を念頭に置いて早期トリアージを実施することが曝露予防策の一番重要な点となります。しかし、結核は特異的な症状がなく「非特異的症状の重複と持続」が特徴ともいわれているため、結核のリスクファクター（表2）、結核ハイリスクグループ（表3）[9]、肺結核の主な症状（表4）を十分理解し、多角的な視点から結核患者の早期トリアージに繋げる必要があります。また、結核患者に接触する可能性のある受付事務員、放射線技師などにも教育を行い、疑いがある場合にはすぐに医師・看護師へ報告するよう協力を仰ぐことも重要です。

結核（疑い）患者対応

　結核が疑われた患者をどのように隔離し、診察・検査をするのかを明確に定め、対応することが必要となります。結核（疑い）患者対応フローチャートを作成し、どの部署においても結核（疑い）患者が発生した際にスムーズに対応ができるように整備しておくことが望まれます。

表2　結核感染者の活動性結核発病リスクファクター

対　象	発病リスク
AIDS	170.3
珪肺	30
頭頸部癌	16
免疫抑制剤使用	11.9
血液透析	10〜15
低体重	2.2〜4
糖尿病	2.0〜3.6
喫煙	2.2
胃切除	5
空腸・回腸バイパス	27〜63

（文献8より改変）

表3　結核ハイリスクグループ

■ハイリスクグループ

結核を発病するリスクの高い者、あるいは発病して重症化するリスクの高い者。①〜④は既感染率が高く、結核発病の危険が高い者。⑤〜⑨は感染を受けた場合、発病しやすく、また、発病すると重症化しやすい者。

① 高齢者収容施設入所者およびデイケアに通院する者
② ホームレス、特定結核高度蔓延地域の住民
③ 入国後3年以内の外国人、日本語学校に通学する者
④ 結核治癒所見を持っている者
⑤ HIV感染者
⑥ 珪肺、血液悪性腫瘍、頭頸部癌、人工透析などの患者、低栄養者
⑦ コントロールの不良な糖尿病患者
⑧ 免疫抑制薬、長期ステロイド、抗癌剤、TNFα阻害薬などで治療中の者
⑨ BCG接種歴のない乳幼児（0〜4歳）

■デインジャーグループ

結核発病率は高くないが、もし発病すれば若年者や抵抗力の弱い者に結核を感染させるおそれが高い者

① 高校以下の教職員
② 医療保健施設職員
③ 福祉施設職員
④ 幼稚園・保育園・塾の教師など

（「日本結核病学会編：結核診療ガイドライン　改訂第3版，p34，2015，南江堂」より許諾を得て転載）

表4　肺結核の主な症状

症状	
① 咳嗽	⑦ 体重減少
② 喀痰	⑧ 食欲不振
③ 発熱	⑨ 血痰
④ 盗汗（寝汗）	⑩ 喀血
⑤ 全身倦怠感	⑪ 胸痛
⑥ 易疲労感	⑫ 呼吸困難

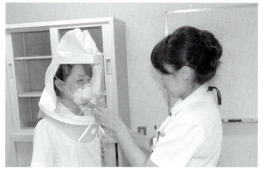

図1　定性的フィットテスト

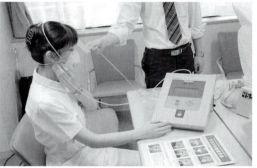

図2　定量的フィットテスト

空気感染予防策の実施

N95マスクの装着

　結核菌曝露予防において、一番重要となるのが N95マスクの装着になります。N95規格とは NIOSH（アメリカ国立労働安全衛生研究所）が制定した呼吸器防護具の規格基準であり、「N」は Not resistant to oil（耐油性なし）の意味であり、「95」とは平均0.3 μ m の微粒子を95％以上補集することを意味しています。つまり、結核菌の大きさは長さ1〜4 μ m、幅0.3〜0.5 μ m の細長い桿菌であり正しく着用できれば結核菌の吸入を予防できるマスクになります。しかし、マスク形状が特殊でありリーク（漏れ）がないか確認するためにフィットテストによる装着訓練が必要となります。CDC 結核の医療現場における伝播予防のためのガイドライン（2005）[10] においても、呼吸器防護器具について年一回の教育、被雇用者に呼吸器防護器具を最初に支給するときのフィットテストの実施、定期的な呼吸器防護器具のフィットテストの実施が推奨されています。

　フィットテストは定性的フィットテスト（**図1**）と定量的フィットテスト（**図2**）があります。

　定性的フィットテストは一般的にはサッカリン法で知られており、フードをかぶり、その内側でエアロゾル化したサッカリン・ナトリウムを噴霧し、甘みや苦みを感じるかどうかでリークの有無を確認する検査方法になります。利点は簡便、安価にフィット性を確認できることでありますが、欠点としては客観性に欠ける点があげられます。

　定量的フィットテストは室内粉塵を用いて光散乱型パーティクルカウンターで測定し、その比率からマスクの顔面への密着性を測定する方法になります。利点は正確な数値で客観的にフィット率を測定できることですが、欠点として機器が高額である点があげられます。N95マスクは顔の形状や体格、性別によってフィットするマスクが異なってくるため、いくつかの形状とサイズを用意し、スタッフに合ったマスクが選択できるようにしておく必要があります。

　フィットテストにおいて自分に合った N95マスクの選択を行っていても、N95マスク

装着時には毎回シールチェックが必要となります。シールチェックは正しく装着できているか確認するためのテストになり、陽圧と陰圧を確認します。陽圧の確認は、マスク表面を手で覆ってゆっくり息を吐き、その際にマスクと顔の間から空気が漏れているように感じられれば針金の部分を鼻の形に合わせて調整したり、ゴムの位置や長さなどを調整してから再度実施します。陰圧の確認は、同様に手で覆ってゆっくり息を吸い込み、マスクが顔に向かって引き込まれるかどうかの確認になります。

　定期的なフィットテストの実施と装着時におけるシールチェックの実施が、正しいN95マスクの装着へと繋がり結核菌曝露予防策となります。

▶ 隔離策

　結核を疑ったらまず隔離が必要です。隔離する病床は陰圧室が望ましいですが、陰圧室がない場合は独立換気システムを有した個室へ隔離します。院内に設置してある陰圧室などがどこにあるのか明示しておく必要があります。

おわりに

　医療従事者は結核デインジャーグループであることを認識し、組織として、個人として本項で記載した結核対策を行うことが重要です。そのことが患者・医療従事者両者の結核曝露予防に繋がると考えます。

✦ Reference

1) 鈴木公典, 新島結花, 安田順一ほか：医療従事者からの結核. 結核 65：677-679, 1990
2) 鈴木公典, 小野崎郁史, 志村昭光：産業衛生の観点からみた院内感染予防対策. 結核 74：413-420, 1999
3) 宍戸真司, 森　亨：わが国の院内感染予防対策の現状と課題. 結核 74：405-411, 1999
4) 井上武夫, 子安春樹, 服部　悟：愛知県における看護師の結核発病. 結核 83：1-6, 2008
5) 下内　昭, 廣田　理, 甲田伸一ほか：大阪市における看護師結核患者発症状況の検討. 結核 82：697-703, 2007
6) 大森正子, 星野斉之, 山内祐子ほか：職場の結核の疫学的動向—看護師の結核発病リスクの検討. 結核 82：85-93, 2007
7) 厚生労働省インフルエンザ等新興再興感染症研究事業　「結核の革新的な診断・治療及び対策の強化に関する研究」代表研究者　加藤誠也：結核院内（施設内）感染対策の手引き　平成 26 年版. http://www.mhlw.go.jp/file/05-Shingikai-10601000-Daijinkanboukouseikagakuka-Kouseikagakuka/0000046630.pdf
8) Rieder HL, Cauthen GM, Comstock GW et al：Epidemiology of tuberculosis in the United States. Epidemiol Rev 11：79-98, 1989
9) 日本結核病学会編：結核診療ガイドライン改訂第3版. 南江堂, 東京, 2015, p11-35
10) Jensen PA, Lambert LA, Iademarco MF et al；CDC：Guidelines for Preventing the Transmission of Mycobacterium tuberculosis in Health-Care Settings, 2005. MMWR 54(RR-17)：1-141, 2005 http://www.cdc.gov/mmwr/PDF/rr/rr5417.pdf

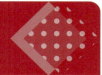

04 一般外来の対策

藤田昌久

 外来でのリスク因子

ハイリスク患者の把握と対応

多くの患者は医療機関受診後に感染、発病が確認されます。その中でも結核ハイリスクグループにかかわる情報の収集が必要です（表1〜3）。また患者の意識レベルや情報収集に問題がある場合にもハイリスクグループの場合には、結核の疑いを鑑別として持ち得る必要があります。またそのためには予診体制、問診票の整備、疑い患者への対応フローなどの整備、かかわる職員への周知が必要とされます❶。

> **ひとくち Memo❶**
> 結核ハイリスクグループやハイリスク群の理解をすることが重要です。

空気感染予防策の実施体制の必要性と患者対応

呼吸器からの排菌を疑う患者に対する適正な空気感染予防策及び標準予防策の実施は、かかわる医療従事者のみならず、患者周辺または同一室内を共有するすべての人に対して空気感染のリスクを低減させることが可能です。その為にも空気感染を疑う場合の対応については混乱をきたさないよう、設備と対応プロセスの整備が必要です❷。

疑い患者の隔離

排菌を疑う結核（疑い）患者に必要性と正しい着用方法を説明のうえサージカルマスクを着用させ、他の患者の周囲および開放型の診察室から、空気感染予防策が適切に実施できる、または空間分離が可能な環境に移動をさせます。

肺外結核疑い時

喀痰または胃液の抗酸菌塗抹検査結果が確認されるまでは排菌の疑いがあると考えて対応します。

表1　結核ハイリスクグループ

■ハイリスクグループ
結核を発病するリスクの高い者、あるいは発病して重症化するリスクの高い者。①〜④は既感染率が高く、結核発病の危険が高い者。⑤〜⑨は感染を受けた場合、発病しやすく、また、発病すると重症化しやすい者。
- ① 高齢者収容施設入所者およびデイケアに通院する者
- ② ホームレス、特定結核高度蔓延地域の住民
- ③ 入国後3年以内の外国人、日本語学校に通学する者
- ④ 結核治癒所見を持っている者
- ⑤ HIV 感染者
- ⑥ 珪肺、血液悪性腫瘍、頭頸部癌、人工透析などの患者、低栄養者
- ⑦ コントロールの不良な糖尿病患者
- ⑧ 免疫抑制薬、長期ステロイド、抗癌剤、TNFα阻害薬などで治療中の者
- ⑨ BCG 接種歴のない乳幼児（0〜4歳）

■デインジャーグループ
結核発病率は高くないが、もし発病すれば若年者や抵抗力の弱い者に結核を感染させるおそれが高い者
- ① 高校以下の教職員
- ② 医療保健施設職員
- ③ 福祉施設職員
- ④ 幼稚園・保育園・塾の教師など

（「日本結核病学会編：結核診療ガイドライン　改訂第3版，p34，2015，南江堂」より許諾を得て転載）

表2　結核のハイリスク群：些細な変化があっても、積極的に検査を行うべき群

腎不全・ネフローゼ・人工透析患者、慢性肝機能不全、糖尿病、膠原病、ステロイドの服用、悪性腫瘍（肺がんと合併しやすい）、抗癌剤など免疫抑制薬の使用、HIV感染症、高齢者・新生児

（文献1，2より引用改変）

表3　結核が疑われる病状

- 軽快と増悪を繰り返す肺病変
- 悪化も改善もしない（動かない）肺病変
- 通常の抗菌薬による治療に反応しない肺病変
- 2週間以上持続する咳：肺結核が高率で発見される
- 特にハイリスク群における不明熱
- 特にハイリスク群における咳、痰、血痰、胸痛、発熱（高熱のこともあり）などの症状の出現や難治例

（文献1，2より引用改変）

結核疑い患者の来院

　排菌の有無について確認が必要な場合や、喀痰、胃液の抗酸菌塗抹検査にて排菌を認めている場合には、自施設の空気感染予防策手順に準拠して対応します。具体的な対応が示されていない場合には、当該患者や家族・付き添い者への説明と理解を得て、隔離対応とサージカルマスクの着用について説明と実施が必要です。

　ケースによっては紹介元に咳エチケットについて説明をしてもらうなど、感染対策の周知に関して協力を求めることも必要です。

外来でのリスク因子と対応のまとめ

● 陰圧個室がない場合は、患者を個室に収容し、サージカルマスクを着用してもらう。
● 処置、検査、会計などは可能な限り個室内で行うことが望ましい。
● やむなく患者が個室外に出て検査などを行う場合は、事前に移動先の部門と主に以下の点について調整と確認を行う。
　・ 空気感染症疑い患者であること。
　・ 待たせることなく優先的に対応すること。
　・ 職員はN95マスクを着用して対応すること。
　・ 周囲に人の少ない時間帯を選択すること。
　・ 患者が隔離室の外に出る場合はサージカルマスクを着用してもらう。
　・ 空気感染の感染症が疑われる患者が一度帰宅し、再度受診する場合は、サージカルマスクを着用して来院することや、混雑した受付で待たずにすむよう、直接外来受付に申し出ることなどを患者に依頼し、院内各部門とも事前にそれらの点について調整を行う。

ひとくち Memo❷
持続する呼吸器症状時の隔離予防策の実施がポイントです。

日常の結核対策

空気感染予防策の実施

個人防護具の適切な使用と教育

　N95マスクの使用時は、濾過機能を十分に発揮させるためにユーザーシールチェック（フィットチェック）およびフィットテスト（定性テストまたは定量テスト）が推奨されています。結核（疑い）患者の対応が日常的にあり得る部署では医師、看護師を中心としてフィットテスト（定性テストまたは定量テスト）を行い対応に備える必要があります。自施設内の空気感染予防策にかかわる教育・研修体制の整備と正しい着脱手技の再確認を行うとともに、自身に適正なサイズ・形状（カップ型、2つまたは3つ折りたたみ式など）を把握する必要があります。

　特に各診療科をローテイションする研修医や復帰後の職員に関しては、空気感染予防策

にかかわる教育・研修の対象として忘れることのないよう対応します。

　また、通常の空気感染予防策が長時間にわたる場合や新興・再興感染症などのパンデミック時のように長期間に必要な場合には、電動ファン付呼吸用保護具（Powered Air-Purifying Respirator：PAPR）が使用の選択肢としてあげられる場合があります。結核病棟などで日常的に使用する場合意外にも空気感染予防策を必要とする感染症のパンデミック時など長期間に使用する場合には、N95マスクの使用頻度などと比較した場合の経済性では遜色ないと考えられています。PAPRの利点は呼吸がしやすいため作業者への負担が少ないことの他にフィットテストが一般的には不要なことです。必要場面を想定し、有事の際の選択肢として考えられます。

　患者にかかわるスタッフすべて、および家族・面会者に対して、感染対策に関する説明とN95マスクなど必要な個人防護具の着脱方法とタイミングについての説明と実際の手順（手指衛生〜着脱〜廃棄〜手指衛生）についてオリエンテーションを行います。

　また、病室に出入りする従業員や面会者が確認できるような掲示などを考慮します。特に放射線技師、検査技師、看護助手、清掃職員など部署横断的に移動・対応する従業員（委託・派遣者を含む）に対しては、当該部署での業務前に病棟職員より情報提供を行うことや情報が共有できるよう感染対策の周知のための情報共有を図る必要があります。

陰圧室の管理[3,4,5]

　個室から排出した空気が再び取り込まれないよう、排気口は建物の吸気口や病室窓から離れていること、全排気方式（病室に供給される空気は100％外気または中央システムからの清潔な空気であり、これが独立したダクトを通って屋外に排出されるシステム）であることが望ましいです。病室内の給排気口の位置としては、できる限り出入口に近い部分から患者ベッドの頭部に近いところへ、一定の方向へ気流が流れるように設置されることが望ましく、室内の患者物品や器材などで気流の流れが阻害されないよう平時からの環境整備と差圧の確認が必要です。

　陰圧室は、廊下の気圧に対して持続的陰圧（−2.5Pa）を維持することが必要とされ、病室ドアの前などに設置した圧力計または差圧計による機械的監視が行われており、これらについて毎日の確認が必要です。それ以外にも、スモークテスターにより気圧差を毎日監視することが推奨されます（図1）。

〈スモークテスター使用例〉

　スモークチューブを閉じた扉の下約5cm手前におき、スモークチューブの向きは扉と併行します。少量の煙をゆっくり発生させて煙が引き込まれるか確認します。

図1　スモークテスターによる陰圧確認方法の例

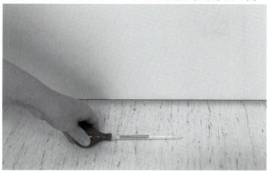

 ## 結核（疑い）の早期発見

患者の早期発見

　前述した結核ハイリスクグループの理解と自覚症状のみに偏らない適切な問診による情報収集とハイリスク患者の選別を行う体制、そして該当患者に対する抗酸菌塗抹や画像検査などの実施やその必要性に対する感染管理部門や感染症担当者などへの相談ルートがあることが望ましいです。

　画像読影体制や抗酸菌検査体制などは各施設によって異なりますが、各施設における年間の結核患者の対応数によりリスクアセスメントを行い、患者の受け入れ態勢や疑い例の隔離、空気感染予防策の対応の流れを明確にしておく必要があります。

医療従事者の対応

　日本結核予防会においては結核感染の曝露の機会が多いと考えられる従業者や部門において、インターフェロン γ 遊離測定法（IGRA）検査を推奨しています。

　潜在性結核感染症（LTBI）登録者数、職業別のデータ（結核予防会結核研究所 疫学情報センター HP）においても、2013年は LTBI 全体の32％は医療従事者でありそのうち74％は結核接触者健診において発見されています。入職時または排菌を認める結核患者との接触があった場合に実施される健診や職場内の定期健康診断により、結核感染の早期発見に努める必要があります。

　感染症法、医療法に基づく結核接触者健診のコンプライアンスを高め、医療者からの結核発症を未然に予防する対応も不可欠です。

まとめ

　外来における結核対応は標準予防策（特に咳エチケット）に基づき、迅速かつ適切に空気感染予防策を実施する必要があります。そのためにも結核病床の保有有無に限らず自施設の空気感染予防策対応の現状を確認しておく必要があります。

外来における結核対応の要点

〈体制、設備〉
● 自施設における結核院内感染にかかわるリスク評価（患者数、設備、対応の流れ）。
● 結核患者早期発見にかかわる体制の再考（コンサルテーション体制、画像読影体制、外来部門の問診表や優先診療体制など）。
● 院内報告と必要な対策の情報共有。
● 結核感染防止マニュアルの作成・改訂および周知・運用。
● 感染管理部門・担当者との情報共有やコンサルテーションが迅速に図れる体制。
● 構造・設備の整備・維持管理（個室確保、陰圧システム・HEPAフィルターの管理）。
〈空気感染予防策・教育〉
● 全従業者および部門や職種に応じた結核にかかわる教育（結核ハイリスクグループの理解、N95マスクの着用方法）。
● 咳エチケットの徹底と疑い患者へのサージカルマスク着用とマスク共有方法。

Reference

1) 日本結核病学会編：Ⅱ 結核の診断．結核診療ガイドライン　改訂第3版，南江堂，東京，2015，p9-40
2) 青木　眞：第ⅩⅤ章 重要な微生物とその臨床像　D 結核菌感染と結核．レジデントのための感染症診療マニュアル　第2版，医学書院，東京，2008，p1032-1074
3) Centers for Disease Control and Prevention (CDC)：Guidelines for Preventing the Transmission of Mycobacterium tuberculosis in Health-Care Facilities．MMWR Recomm Rep 43(RR-13)：1-132，1994
4) Jensen PA, Lambert LA, Iademarco MF et al：Guidelines for Preventing the Transmission of Mycobacterium tuberculosis in Health-Care Settings．MMWR Recomm Rep 54(RR-17)：1-141，2005
5) 分担研究者　筬　淳夫：平成17年度厚生労働科学研究費補助金（新興・再興感染症研究事業）分担研究報告書 小児結核及び多剤耐性結核の予防，診断，治療における技術開発に関する研究「結核患者収容のための施設基準の策定に関する研究」．2005

05 一般病棟の対策

荒木弥生

はじめに

　私が病棟勤務の時、結核患者の発生を経験しました。「結核？」「ガフキー？」全くわかりませんでした。多くの看護師が同様であり「結核＝昔の病気」のイメージが強いかと思います。結核（疑い）患者の発見時に、どのような対応を行うかを提示していきます。

結核（疑い）の早期発見

　結核の新規登録患者の80％は症状を訴え医療機関を受診後に発見されています[1]。結核の症状自体は非特異的であり、診断指標となる特別な症状はなく、複数の症状を組み合せることが診断の手がかりとなります。図1に結核によく見られる症状を示します。その他

図1　結核によくみられる症状

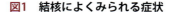

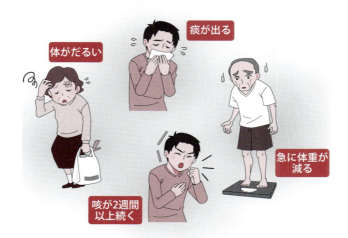

（文献2より改変）

表1　結核感染者の活動性結核発病リスク要因

対　象	発病リスク
AIDS	170.3
珪肺	30
頭頸部癌	16
免疫抑制剤使用	11.9
血液透析	10〜15
低体重	2.2〜4
糖尿病	2.0〜3.6
喫煙	2.2
胃切除	5
空腸・回腸バイパス	27〜63

（文献3より改変）

に微熱、盗汗（寝汗）、食欲不振、血痰・喀血、胸痛、呼吸困難などの症状もあります。前述の症状があり、結核が否定できない場合は、各種検査を行います。

胸部画像検査について

不明熱、呼吸苦などの何らかの症状がある時、全身検索の一つとして胸部画像検査を行うことが多いです。胸部画像検査の最初の読影時点で、結核を念頭に行うことが重要です。全入院患者の入院時と、その後一定期間を設け胸部画像検査を行うことも一つの手段です。前述が困難であればハイリスク者だけでもいいです。結核のリスクファクターを**表1**に示します。典型的な画像を示す場合の診断は簡単ですが、高齢者、透析患者などは非典型像も多いです。そのため、胸部画像の読影力向上のために画像読影研修を開催し、結核は過去の病気でないことを伝えるのも重要です。本来は、読影の専門部署があることが望ましいです。

胸部画像検査だけで結核を否定することは困難であるため、疑いがある場合は確認検査を行います。

喀痰検査について

画像所見で結核疑いがある場合は、喀痰の抗酸菌検査を行います。結核菌が検出されて確定診断となるため、喀痰検査は重要です。結核は微生物の1つでありその中で抗酸菌というグループに入ります。抗酸菌は耳なれない言葉ですが、**表2**のように多くの種類があり、結核菌はその中の1つです[1]。

塗抹検査においては、抗酸菌のすべてが塗抹陽性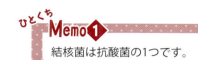です。塗抹陽性とは、チール・ネールゼン法、キニヨン法、蛍光法などで顕微鏡で検査した場合に、結核菌らしき物が見えたということです。検査部より「塗抹陽性」という報告を受けても「＝結核」ではありません。しかし、塗抹陽性の場合は結核疑いで対応し、その後に遺伝子検査（核酸増幅法；PCR）結果で結核菌か判明します。塗抹陰性でPCR陽性ということもあります。提出された喀出痰の中に「たまたま結核菌らしきものが見えなかった」というだけで、遺伝子レベルでは結核菌が存在するということです。その場合は人への感染性は低いですが、感染対策は同じです。また、結核菌は発育が遅く培養に時間を要します。早ければ2週間、遅いと10週間程度要します。忘れた頃に「結核菌培養陽性」という連絡がきます。すでに退院している時は担当医師より患者に連絡し、入院の場合は、他の結核患者と同じ対応を行います。検査結果の解釈方法について表3に示します。

ひとくち Memo❶

結核菌は抗酸菌の1つです。

ひとくち Memo❷

「抗酸菌塗抹陽性≒結核」ではありません。（可能性は高いですが）。

ひとくち Memo❸

ガフキー号数と集菌塗抹法

　喀痰の塗抹検査では、かつては喀痰を直接スライドグラスに塗抹する直接塗抹法が行われ、検鏡による検出菌数の記載法として1〜10号のガフキー号数が用いられてきました。現在では検査の感度を高めるために、喀痰を遠心し塗抹する集菌塗抹法が用いられ、検鏡では1＋〜3＋の簡便な記載法が一般的となっています。

 追加検査について

　結核疑いの場合、否定のために3日間連続の喀痰検査を提出します。検査方法と注意点を表4に示します。「なぜ3日？」と聞かれますが、1回より2回、2回より3回というように陽性率は3回までは上昇しますが、4回以上はほとんど差がないからです。正しい検査結果には良質な膿性痰が必須です。喀出痰の提出困難者は誘発喀痰とし、誘発喀痰も困難な場合は、胃液を採取します。検体の採取場所は、排痰ブースや陰圧室が理想ですが、前述がない場合は風通しをよくし、人通りの少ない場所が望ましいです。その他に、気管支

表2 ヒトに対する起病性別にみた抗酸菌腫

群別	分類	ヒトに対する起病性		
		+		−
		一般的	まれ	
遅発育菌	結核菌群	**M. tuberculosis** M. bovis M. africanum*	M. microti M. caprae M. canettii M. pinnipodii	
	I#	**M. kansasii** **M. marinum**	M. simiae M. asiaticum	
	II	**M. scrofulaceum** **M. xenopi*** **M. ulcerans***	**M. gordonae** **M. heckeshornense** **M. intermedium** **M. lentiflavum** **M. szulgai** M. bohemicum M. interjectum M. nebraskense M. palustre M. parascrofulaceum M. parmense M. saskatchewanense M. shinshuense	M. botniense M. cookii M. doricum M. farcinogenes M. hiberniae M. kubicae M. tusciae

非結核性抗酸菌	III	**M. avium subsp.**
		  avium
		M. intracellulare
		M. malmoense*
			M. branderi
			M. celatum
			M. genavense
			M. haemophilum
			M. nonchromogenicum
			M. shimoidei
			M. terrae
			M. triplex
			M. avium subsp.
			  paratuberculosis
			M. conspicuum
			M. heidelbergense
			M. lacus
			M. sherrisii
				M. avium subsp. silvaticum
				M. avium subsp. hominissuis
				M. gastri
				M. lepraemurium
				M. montefiorense
				M. shottsii
				M. triviale

迅速発育菌	IV	**M. abscessus** **M. chelonae** **M. fortuitum**	**M. fortuitum subsp.** **acetamidolyticum** **M. goodii** **M. mageritense** **M. thermoresistibile** M. boenickei M. brisbanense M. canariasense M. elephantis M. houstonense M. immunogenum M. manitobense M. massiliense M. mucogenicum M. neoaurum M. neworleansense M. novocastrense M. parmense M. peregrinum M. porcinum M. senegalense M. septicum M. smegmatis M. wolinskyi	M. agri M. aichiense M. album M. alvei M. aurum M. austroafricanum M. brumae M. chitae M. chlorophenolicum M. confluentis M. chubuense M. diernhoferi M. duvalii M. fallax M. flavescens M. frederiksbergense M. gadium M. gilvum M. hakensackense M. hassiacum M. hodleri M. holsaticum M. komossense M. madagascariense M. manitobense M. moriokaense M. murale M. obuense M. parafortuitum M. phlei M. poriferae M. pulveris M. rhodesiae M. senegalense M. sphagni M. tokaiense M. vaccae M. vanbaalenii

（太字）わが国で今までに感染症が報告されたことのある抗酸菌

＊ ある特定の国・地域でまれならずみられる。M. leprae は培養不能。"M. visibilis" は培養困難

＃ Runyon 分類

（文献4より）

表3　抗酸菌検査結果の解釈

臨床材料からの核酸増幅法（結核菌群）	塗抹鏡検（抗酸菌染色）	培養（液体培地、小川培地）	分離菌からの遺伝子検査（結核菌群）	検査結果の解釈
陰性	陰性	陰性	―	結核菌群陰性
陰性	陰性	陽性	陰性	結核菌群以外の抗酸菌（非結核性抗酸菌）
陰性	陽性	陽性	陰性	
陰性	陰性	陽性	陽性	結核菌群陽性（菌量少数）
陽性	陰性	陽性	陽性	
陽性	陽性	陽性	陽性	結核菌群陽性
陽性	陽性	陽性	陰性	結核菌群（菌量少数）と非結核性抗酸菌が混在の可能性あり
陽性	陽性	陰性	―	死菌（結核菌群）の可能性あり
陽性	陰性	陰性	―	死菌（結核菌群）の可能性（菌量少数）または菌量少数またはコンタミネーション

（文献5より）

鏡検査で診断することがあります。検査後に排菌する場合もあるため、結核疑い患者の場合は、検査後陰性が確認できるまで結核患者と同様の対応を行います。また、採取した検体は、密閉した容器に入れ運搬します。

肺外結核について

　肺以外の臓器の結核は肺外結核症と呼ばれ、肺外結核も色々とあります（**図2**)[6]。結核の大半は肺結核なので「結核＝肺」というイメージが強いかと思います。有名なのは、粟粒結核（りゅうけっかく）、脊椎カリエスです。肺外結核は粟粒結核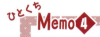や肺結核、気管支結核、喉頭結核を合併していなければ基本的には感染性はありません[7]。肺外結核を疑う場合は前述の可能性がないかを確認し、それらが否定されるまでは結核疑いの対応を行います。

ひとくち Memo❹

粟粒結核
　純粋な粟粒結核では排菌がなく、肺結核を合併して塗抹陽性となります。

表4　検査方法と注意点

検査方法	採取方法	注意点
喀痰検査	喀痰が排出した時に滅菌容器に回収（一般的には起床時から朝食までの間だが、人によって喀痰喀出しやすい時間帯が異なる）	● 3日連続 ● 排痰ブースや陰圧個室での採取が望ましい ● 飲水や加湿も有効であるが、水道水は非結核性抗酸菌が混入するため、水道水は推奨されない ● ティッシュペーパーなどに喀出したものを提出しない
誘発喀痰	3%高張食塩水を2〜3mL ネブライザー吸入器で吸入を行い、喀痰排出を誘発させる	● 排痰ブースや陰圧個室での採取が望ましい
胃液検査	❶ 早朝空腹時 ❷ 胃にディスポーザブルチューブを挿入 ❸ 初めに滅菌容器に5〜10mL の胃液を吸引 ❹ 挿入したチューブ内の胃液を20〜30mL の滅菌生理食塩水で洗浄し回収 ❺ ❸と❹を1つの滅菌容器にまとめる ❻ ただちに検査室に提出する	● 小児、意識障害患者など喀痰喀出困難な場合は適応 ● 胃内容は強酸性であるため、4時間以内に検査を実施する ● 苦痛を伴うことを考慮する
吸引喀痰	喀痰吸引を専用容器に採取	● 採取時はエアロゾルが発生するため、採取する医療従事者はN95マスク、手袋、ゴーグル、ガウン（エプロン）を着用する
気管支肺胞洗浄液	気管支鏡にて実施	● 喀出喀痰採取が困難な場合 ● 検査中の医療従事者の空気感染対策の徹底 ● 検査後も否定できるまで空気感染対策

図2　全身の結核

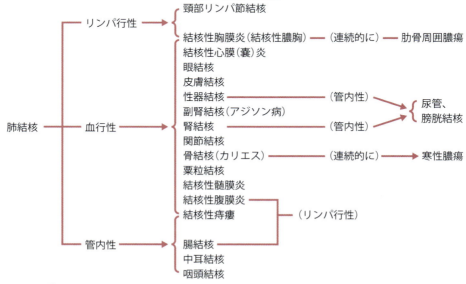

（「日本結核病学会 用語委員会編：新しい結核用語事典，p72，2008，南江堂」より許諾を得て転載）

結核患者の一時隔離

　一般医療機関の場合、最初から結核で入院することはなく、検査後に結核疑いとなります。結核疑いは疑いだから何もしなくていいということではなく「万が一、結核かもしれない」ということで、結核患者と同じ対策を行います。それは、他の患者を守ること、医療従事者を守ることにつながります。

結核疑い患者を個室に移動する

　結核患者は、咳やくしゃみとともに結核菌を排出しているため、患者を個室（可能なら陰圧個室：1時間に6〜12回以上換気し直接建物外部への排気か、HEPAフィルターを通しての再循環が望ましい）に速やかに移動し、入り口のドアは閉めます。この時はまだ確定でないため、同室患者の混乱を避けるよう大部屋での説明は行わないよう配慮します。以前、スタッフがN95マスクを着用し患者を個室隔離しました。同室患者より「私達は大丈夫なの？」という発言がありました。他の患者への配慮も重要です。本当に結核の場合はその後に対応を行えば良いです。陰圧室がない施設の場合は個室隔離をします。個室は可能ならトイレ付きが望ましいです。トイレ付き個室がない場合はポータブルトイレを設置しますが、患者の羞恥心と看護師の労力がかかります。また、個室は独立排気が望ましく、施設内の空調担当者と空調の排気系統を事前に調べ、結核発生時に使用する個室を決めておくと、隔離がスムーズです。

日常看護、診察時の結核対策

患者本人への対応について

　患者は結核が否定されるまで原則隔離です。患者が検査などで病室から出るのは最低限とし、病室外に出る時はサージカルマスクを着用します。病室外で検査を行う場合は検査室へ事前に連絡し、他患者の少ない時間帯に行います。以前「肺癌は人にうつらないから結核より肺癌の方が良かった」と患者に言われたことがあります。隔離後の患者の心理を考慮し、人権および倫理的な配慮を忘れずに行うことが重要です。

家族への対応について

　家族の面会は、発病前からの接触者の短時間面会のみとし、乳幼児や易感染者の面会は禁止とすべきです。家族も N95 マスクを着用するため、着用方法を説明します。家族の動揺は計り知れないです。患者の心配と共に自分自身の心配もしなくてはなりません。そのため、家族の言動を傾聴します。家族から「私達の検査はどうしたらいいですか？　受診した方がいいですか？」と質問されることがあります。「家族の方の健診やフォローについては、保健所から連絡があります。今は普通の生活をして大丈夫です」と説明します。家族もすでに発症している場合もありますが多くはありません。すぐに自分も発症してしまうと考える人が多いため、前述の説明をすると安心されます。

医療従事者の対策について

　入室する医療従事者は N95 マスクを正しく着用し、短時間の入室とします。隔離部屋の入口には、何かしらのマークを掲示し、空気感染対策を行わずに入室する人を予防します。医師、看護師だけでなく清掃スタッフなども同様です。個室隔離中の一般病棟での対応について表5に示します。

表5　個室隔離中の一般病棟での対応について

患者	● 検査等で部屋から出る時は短時間とし、サージカルマスクを着用。 ● 咳嗽時は口を覆うように説明する。 ● 喀痰等の排出は、水道やあちこちで行わず、ティッシュペーパーに排出し、決まったごみ箱に廃棄することを説明する。
面会者	● 発症前からの接触のある人で、可能な限り制限し、短時間とする。 ● 面会時は N95 マスクを着用（面会前に指導する）。 ● 乳幼児、易感染者の面会は避ける。
医療従事者	● 入室時には N95 マスクを着用（着用毎に漏れのチェックを行う）。 ● 通常は N95 マスクのみでガウンや手袋は不要。 ● 手指衛生は通常通りに実施。
設備面	● 可能なら陰圧室、なければ個室（他の部屋と空気が循環しない独立排気の部屋）で換気を十分行う。 ● 部屋のドアは必ず閉鎖する。 ● 部屋の入口には色々な人が入らないような印や掲示を行う。
消毒・衛生管理	● 清掃は、清掃する人が N95 マスクを着用すれば通常で良い。 ● シーツ等は通常通りだが、喀痰汚染や血液汚染は感染性リネンとして取り扱う。 ● 洗濯物は通常の洗濯でよいが、日光にあてるのが望ましい。 ● 診察器具は通常でよいが、何度も出入りが困難であれば専用が望ましい。 ● 退室後1時間は、ドアを閉め、窓を開放する。（もしくは、陰圧換気を1時間行う） ● 食器は通常通り。 ● ゴミは、喀痰や血液汚染があれば感染性廃棄物。それ以外は通常通り。

結核患者の退室後対処

結核の診断確定

　結核が確定した場合一般医療機関では、排菌していれば（＝喀痰で塗抹陽性なら）原則的に結核専門病院へ転院となります。転院はできるだけ自動車による搬送（ドクダーズカーなど）で、公共交通機関は使用しないことが望ましいです。患者の状態が悪く転院が不可能な場合は、個室隔離を継続し空気感染予防策を継続します。担当医師は診断後直ちに「結核患者発生届」を提出し、治療開始とともに「結核症患者医療公費負担（助成）申請書」（感染症法第37条の2）の提出も行います。

結核否定

　喀痰の塗抹検査3回陰性、PCR も陰性であれば、臨床症状と総合的に検討後に隔離解除となります。

結核診断後の隔離解除について

　隔離解除は、結核病院での退院基準にあたります。その基準は①2週間以上の標準的化学療法が実施され、咳、発熱、痰などの臨床症状が消失している、②2週間以上の標準的化学療法を実施した後の異なった日の喀痰の塗抹検査または培養検査の結果が連続して3回陰性である、とされています[8]。結核は環境からの感染はほとんど心配がありません。清掃・消毒箇所と消毒液については表6に示しますが、通常の対応で十分です❺。

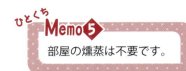

ひとくち
Memo❺
部屋の燻蒸は不要です。

接触者健診について

　結核患者は「隔離すれば終わり」ではなく、患者の接触者の対応を行います。それが接触者健診です。接触者健診とは、感染症法に基づく健康診断で、結核患者が発生した場合、患者の周囲にいる者に対して行われる健診であり、その目的は❶潜在性結核感染症の発見と進展防止、❷新たな結核患者の早期発見、❸感染源および感染経路の探求をすることです[10]。最初に結核患者との濃厚接触者をリストアップします。濃厚接触者の範囲は、感染

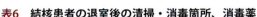

表6　結核患者の退室後の清掃・消毒箇所、消毒薬

清掃・消毒箇所	消毒薬
高頻度接触面 オーバーベットテーブル、床頭台、 ベッド柵、ドアノブなど	● アルコール（消毒用エタノール） ● 0.5%両性界面活性剤（デゴー51®、ハイジール®など） ● 0.01%（100ppm）次亜塩素酸ナトリウム（ミルトン®、ピューラックス®）
天井や壁 ⇒消毒は通常不要 喀痰などの汚れが付着している汚染箇所のみ	● 消毒用エタノール ● 0.1%（1,000ppm）次亜塩素酸ナトリウム
床	● 0.5%両性界面活性剤 ※床が滑りやすくなるため注意。

（文献9より作表）

のリスクの大きさを考慮し保健所と検討します。接触者は同室患者だけでなく、透析室のように繰り返し接触する場合もあり、患者の行動をきちんと把握する必要があります。医療従事者は、患者に何時間接触し、どの程度（飛沫核に曝露するような気管内挿管や喀痰吸引など）の処置を行ったかを調べます。両方のリストアップ後に保健所へ報告し、接触者のフォローアップ方法を検討します。近年はインターフェロンγ遊離測定法（IGRA）による採血検査が主流ですが、検査対象でない年齢、検査が行えない施設などは胸部画像検査でフォローアップします。フォローアップは最長で2年間となるため、接触者の住所確認も必要です。現場でこれらの対応は困難なため、感染管理を行う部門がある場合は、そちらとともに行っていくことが重要です。

リスクマネジメント

「結核は滅多にない病気だから、発生時に対応すれば良い」と一般医療機関は思いがちかと思います。しかし、いざとなると N95マスクがなかったり、着用方法がわからなかったりします。そのため、入職して1度くらいは N95マスクの着用訓練を行い、着用できるようにしておくことが重要です。結核の多発地域であれば、定期的に N95マスクの着用練習を行い、可能なら漏れのチェック（サッカリンなどによる定性的方法、機器を用いた定量的方法）も行い、自分に合う N95マスクのサイズ確認も必要です。顔のサイズは様々のため、可能であれば2種類・2規格を常備しておくと、ある程度の人はフィットします。

おわりに

結核は、診断の遅れ（Doctor's delay）とならないことが重要です。そのためには、常日頃より患者の症状の有無を観察し、継続する咳嗽患者には検査を行うことを院内で徹底し、早期発見、早期対応を行うことが最も重要といえます。

Reference

1) 四元秀毅, 山岸文雄, 永井英明：Ⅲ. 検査のすすめかた. 医療者のための結核の知識 第4版, 医学書院, 東京, 2013, p36
2) 公益財団法人結核予防会：結核の常識2014. http://www.jatahq.org/siryoukan/torikumi/pdf/2014.pdf
3) Rieder HL, Cauthen GM, Comstock GW et al：Epidemiology of tuberculosis in the United States. Epidemiol Rev 11：79-98, 1989
4) 日本結核病学会抗酸菌検査法検討委員会編：結核菌検査指針2007. 結核予防会, 東京, 2007, p52
5) 日本結核病学会抗酸菌検査法検討委員会編：結核菌検査指針2007. 結核予防会, 東京, 2007, p92
6) 日本結核病学会用語委員会編：新しい結核用語辞典. 南江堂, 東京, 2008, p72
7) Nizam Domani 著, 岩田健太郎監修, 岡 秀昭監訳：感染予防, そしてコントロールマニュアル. メディカル・サイエンス・インターナショナル, 東京, 2013, p208
8) 四元秀毅, 山岸文雄, 永井英明：Ⅳ. 結核の治療. 医療者のための結核の知識 第4版, 医学書院, 東京, 2013, p103-106
9) 尾家重治：病棟で使える消毒・滅菌ブック. 照林社, 東京, 2014, p196
10) 四元秀毅, 山岸文雄, 永井英明：Ⅴ. 医療施設内の結核の広がりをどのように抑えるか. 医療者のための結核の知識 第4版, 医学書院, 東京, 2013, p131-134

06 救急外来の対策

鎌田有珠

　救急外来での結核感染対策について「順序立てて」、「できる限りシンプルに」考えてみましょう。

救急外来の特徴

　救急外来の特徴、他部門との違いは表1のものがあげられます。
　施設の状況にもよりますが、重症患者はその後病棟に入院、あるいは他の施設への転院が想定されます。一方で、軽症患者は診察終了後帰宅するでしょう。重症でも軽症でも救急外来に患者が長時間滞在することは少なく、患者との接触は通常短時間と考えられます。
　マスク、手袋着用など必要最低限の感染対策は通常行っていると考えられます。
　結核の診断が確定している患者は通常結核専門病院で対応することとなります。極めて重症など特別な事情がない限り、救急外来を受診することは考えにくいことです。通常、結核の診断は未確定、つまり「結核と知らないまま対応」していることが多いと思われます。
　結核という病気の特徴として「進行が遅い」ことがあげられます。万が一結核に感染あるいは発病した場合、それが判明して時にパニックに陥るのは通常数ヵ月後です。
　必要最低限の感染対策を行い、短時間の接触であれば、感染は簡単には成立しないはずですが、現実には起こっています。
　すべての患者に結核を想定した感染対策を行うことは理想論で、現実にはなかなか困難です。結核対策の具体策は後でも述べる「N95マスク」着用です。一度でも着用の経験がある方はお分かりと思いますが、確実に装着している場合結構息苦しく長時間着用することは非現実的です。救急外来を受診した患者の中から結核が疑わしい患者を選び出し、このような患者に結核を想定した対策を行うことが効率的かつ現実的です。

表1　救急外来の特徴

● 患者との接触は通常短時間
● 必要最低限の感染対策は通常行っている
● 結核の診断は未確定

結核の感染様式（表2）

結核の感染様式について改めて知識を整理しておきましょう。

感染症が成立するための要素は、感染源、感染経路、被感染者です。

感染源

抗酸菌属に属する菌の多くは、自然環境、つまり土壌、水系、塵埃などで生息可能です。結核菌も抗酸菌属に属する菌ですが、長い年月の間に変異を繰り返し、「人間肺を最適な生存環境とし、自然界では長く生きられない」特徴を持つに至りました。

自然環境から感染することはありません。「感染源は結核患者のみ」です。感染の連鎖を断つために隔離入院を必要とするのはこの理由によります。

抗酸菌属中の結核菌以外の菌を「非結核性抗酸菌」と総称します。いくつかの菌がヒトに病気を起こすことが知られています。ヒトからヒトへの感染の可能性はありますが、多くは自然環境からの感染と考えられています。患者が入院しても自然環境からの感染は防止できませんので、隔離は不要です。

「非結核性抗酸菌」は以前「非定型抗酸菌」と呼ばれていました。変異を繰り返し、本来の抗酸菌としての性格を失った結核菌こそが「非定型」であるとの考え方から、「非結核性抗酸菌」と改められた経緯があります。

感染経路

結核の感染経路は「空気感染」がほとんどです。血液感染、経口感染での感染は通常起こらないと考えられています。血液感染、経口感染は比較的狭い範囲で感染が完結しますが、「空気感染」は広範囲で起こり極めて厄介です。血液感染、経口感染とは異なった発想が必要となります。

表2　結核の感染様式

● 自然環境から感染することはなく、「感染源は結核患者のみ」
● 全身の病気だが、肺結核、気管支結核、喉頭結核が最も感染性が高い
●「飛沫核」が長時間、広範囲に漂うことによる「空気感染」
● 患者に「サージカルマスク」、患者以外に「N95マスク」

空気感染を規定する因子

「空気感染」で感染する結核菌が最初に入り込むのは肺の中です。引き続いて肺内で結核病変が作られることが一般的ですが、結核菌が血流、リンパ流に入り全身に散らばる（播種）ことがしばしば起こります。

結核は全身のどこにでも起こり得る病気です。骨・関節に起これば膿中に結核菌が検出される可能性があります。腎結核であれば尿中、腸結核であれば便中、結核性髄膜炎であれば髄液中に同様に結核菌が潜んでいる可能性が考えられます。

これらの菌から感染が起こるでしょうか？

答えは「NO」です。

「空気感染」は「菌の存在」と「菌を吹き飛ばす気流」の積（掛け算の答え）で規定されます。

上記の肺以外の結核で、確かに「菌の存在」は認められます。しかし、その横で強力な扇風機を回す様な非現実的な状況がない限り、「菌を吹き飛ばす気流」は「ゼロ」であり、積も「ゼロ」、つまり「空気感染」は起こりません。

肺結核の場合、肺病巣内に「菌が存在」し、同時に激しい咳をしていれば、強い「菌を吹き飛ばす気流」が存在することとなり、積の値も大きなものとなります。気管支結核、喉頭結核は肺結核よりも口側に病変があり、さらに通常激しい咳を伴います。「肺結核、気管支結核、喉頭結核が感染源として最も重要」となります。

飛沫と飛沫核（図1）

肺結核、気管支結核、喉頭結核（以下、呼吸器結核）患者が咳、くしゃみをすると結核菌を含んだ「飛沫」が飛び散ります。「飛沫」は水しぶきで直径は5μm以上、毎秒30〜80cmの速度で落下します。比較的「大きい」粒子が「早く」落下しますので、飛び散る

図1　飛沫と飛沫核

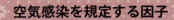

結核菌
水分
サージカルマスク
飛沫
直径＞5μm
落下速度　30〜80cm/sec

水分が速やかに蒸発

結核菌
N95マスク
飛沫核
長径2〜4μm、短径0.2〜0.4μm
落下速度　0.06〜1.5cm/sec

範囲はせいぜい数メートル以内です。「飛沫感染」の代表的な病気はインフルエンザです。多くの方はインフルエンザ罹患の経験があると思いますが、感染の範囲がそれ程広くないことも実感していると思います。

「飛沫」の水分が速やかに蒸発し、結核菌が裸の状態となります。これを「飛沫核」といいます。「飛沫核」の落下速度は毎秒1cm程度と「飛沫」の状態に比べて極めて遅く、長時間、広い範囲まで漂うこととなります。結核の感染が時に極めて広い範囲に及ぶのは、上記の理由によります。

呼吸器結核患者の痰は、ティッシュなどに包んで捨てる通常の処理で問題ありません。尿中、便中などの菌について述べた様に、痰を放置して横で強力な扇風機を回す様なことがない限り、直接の感染源とはなりません。

目に見える「膿性痰」が怖いのではなく、目に見えない気流を生ずる「激しい咳」が怖いのです。

▶ マスクの使い分け

呼吸器結核患者が咳をする時に飛び散る「飛沫」は粒子径が比較的大きく、「サージカルマスク」を着用することで遮ることが可能です。

水分蒸発後の「飛沫核」は粒子径が小さくなりますので、「サージカルマスク」を通過してしまいます。

患者の家族、医療スタッフなど患者以外のすべての人間に「被感染者となる可能性」があり、「飛沫核」を吸入しないことが、被感染者対策の最も重要なポイントです。この目的のために「N95マスク」を着用します。

患者の「飛沫」はもちろん、「飛沫核」が飛び散ることも遮断しようという目的で患者に「N95マスク」を着用させる事例を時々見かけます。実はこれは全くの逆効果です。

密閉性の高い「N95マスク」を着用した状態で激しい咳をすると、マスクが少し浮き上がり、顔面との隙間から空気が流出します。狭い隙間を強引に流出する形となり、流速はむしろ速くなり、より広い範囲に飛び散ってしまいます。

最初から「飛沫核」が飛び散ることはなく、「N95マスク」は不要で、「サージカルマスク」で十分です。顔面との間にある程度の隙間を残し、咳の流速を高めないという目的においても「サージカルマスク」が適しています。

結核、特に呼吸器結核を疑うべき状況

問診での注意点（表3）

　結核菌の特徴として、「人間肺を最適な生存環境とし、自然界では長く生きられない」ことを前に述べました。もう一つの特徴として「一回の分裂に約15時間を要し、増殖が極めて遅い」ことがあげられます。大腸菌が一回の分裂に要する時間が約15分であることを考えれば、遅さのイメージがわくと思います。

　結核の感染・発病を考えるとき、この「遅さ」が重要なポイントとなります。インフルエンザは「昨日感染・今日発病」が十分に起こり得ますが、結核ではこの様な経過をとることはありません。感染してから発病まで数ヵ月あるいは数年を要します。

　また、インフルエンザは「昨日平熱・今日高熱」のパターンがしばしばあり、早めの医療機関受診につながります。結核で突然高熱が出ることは滅多になく、徐々に徐々に病状が進行することがほとんどです。

　「数ヵ月前から調子が悪く、騙し騙し様子を見ていたが、とうとう我慢できなくなって」病院を受診とのパターンが多く見受けられます。

　高齢者の呼吸器結核は咳、痰など呼吸器症状が目立たないことがしばしばあります。この場合、食欲不振、体重減少、全身倦怠が主な訴えとなります。

　以上が問診での注意点です。さらに、先に述べた「激しい咳」に注意しましょう。

具体的な対策

胸部X線写真の考え方

　問診で呼吸器結核が疑われた場合、胸部X線写真撮影を行うこととなるでしょう。

　結果の解釈について注意すべき点がいくつかあります（表4）。

　胸部X線写真のみで肺結核の診断はできません。痰の検査（検痰）で結核菌を証明することが重要です。

表3　問診での注意点

- 「激しい咳」に要注意
- 不調の開始時期、「数ヵ月前から」に要注意
- 高齢者の食欲不振、体重減少、全身倦怠に要注意

表4　胸部 X 線写真の注意点

- 胸部 X 線写真のみで肺結核の診断は出来ない
- 異常な陰影を根拠として結核の疑いを深めることは有意義
- 肺結核を否定可能な所見は存在しない
- 胸部 X 線写真の所見を根拠として肺結核を否定する考え方は極めて危険
- 喉頭結核、気管支結核の「胸部 X 線写真異常なし」に要注意

　空洞陰影など肺結核を疑う所見は広く知られており、異常な陰影を根拠として疑いを深める、「○○があるから肺結核が疑わしい」と考えることは有意義です。

　しかし、「××があるので肺結核は考えにくい」あるいは「××が無いので肺結核は考えにくい」との考え方で、胸部 X 線写真の所見を根拠として肺結核を否定する考え方は極めて危険といわざるを得ません。特に高齢の肺結核患者は様々な基礎疾患、合併症を持つことが多く、胸部 X 線写真の異常な陰影が修飾されます。教科書に記載される様な典型的所見を示さない患者がしばしば見られます。肺結核を否定可能な所見は存在しないと考える方が無難です。

　喉頭結核、気管支結核は激しい咳が特徴ですが、胸部 X 線写真で異常所見を認めないことがしばしばあります。「胸部 X 線写真異常なし」を根拠に結核を否定することも危険なことです。

　胸部 X 線写真を根拠として結核の疑いを深めることは有意義ですが、結核を否定する方向にミスリードすることは却って「あだ」となります。あくまで診断の補助手段と考えましょう。

採痰および咳を誘発する処置

　結核はいうまでもなく「結核菌を原因とする感染症」です。感染リスクの最も高い呼吸器結核の診断のために「検痰」およびそのための喀痰採取（採痰）が必須となります。

　診断のプロセスで最も重要であると同時に、最も感染リスクの高い医療行為です。

　自力で痰を出せない場合、吸入を行って痰の誘発を行います。胃管を挿入して胃液を採取することもあります。重症の患者の場合、吸引を行うこともあるでしょう。気管内挿管や気管切開を含め、これらすべてが咳を誘発することとなり、最も注意を要する状況です。

具体的な対策（対患者および環境）（表5）

　問診で呼吸器結核が疑われた場合、特に咳をしている時は「咳エチケット」の指導が必要です。具体的にはハンカチやティッシュなどで口元を覆うよう指導します。さらに「サージカルマスク」着用を指示しましょう。

　可能な限り「トリアージ」を行って下さい。「トリアージ」は難しく考えられがちですが、要は「順番を早めて優先的に診察する」あるいは「他の待合室へ案内するなどして他の待

表5 具体的な対策

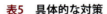

● 採痰および咳を誘発する処置が最も危険
● 「咳エチケット」指導、「サージカルマスク」着用
● 可能な限り「トリアージ」
● 空気の流れを考慮した換気
● 屋外での採痰も一法

機患者から隔離する」ことが基本です。「陰圧に設定された診察室」の用意があれば理想的です。

さらに換気を十分に行いましょう。空気の流れを考慮して行うことが重要で「呼吸器結核疑いの患者が呼出した空気を屋外に出す、屋内には決して入れない」ことがポイントです。具体的には「廊下など屋内に通じるドアを閉めてから窓を開放する」ことなどがあげられます。皆さんの施設での換気の状況、空気の流れを把握しておくことをお勧めします。

換気を十分に行う必要があるのは、先に述べた「採痰および咳を誘発する処置」の時であることはいうまでもありません。採痰のために、専用の個室（採痰室）を設けることが理想的ですが、簡便な採痰ブースの利用なども効果的です。携帯電話の普及により激減しましたが、公衆電話ボックスのイメージです。ドアを密閉して、中で採痰します。

「トリアージも換気も難しい、特別な部屋もない、しかし採痰は行わなければならない」といった状況もあり得るでしょう。この場合、患者の重症度にもよりますが、歩行あるいは車椅子移動が可能であれば屋外で採痰を行うのも一法です。屋外の風により感染性飛沫は瞬時に拡散・希釈されますので屋内で採痰を行うよりはるかに感染のリスクは低くなります。しかし風向きには注意が必要です。屋内に流れ込んでは元も子もありません。

具体的な対策（医療従事者）

「N95マスク」着用が基本です。考え方は「マスクの使い分け」の項で述べました。

問診で結核が疑われた時点から、「N95マスク」を着用しましょう。上記の「咳を誘発する処置」を行う時は確実に装着しているか改めて確認しましょう。

事後の対策

ハード面

結核菌に対しての特別な消毒は不要です。診察室のベッドなどの器物は通常の洗浄・清拭で十分です。

重要なことはやはり「空気感染対策」です。結核を疑われた患者が退室した後は空気の流れを考慮した十分な換気が必要です。

ソフト面

　結核菌の検査はその特性上、結果判明まである程度の時間を要します。

　最近、LAMP（Loop-Mediated Isothermal Amplification）法という結核菌の迅速診断キットが開発され、検体提出から1時間前後で結核菌の検出が可能となりました。導入する施設が徐々に増えていますが未だ少数です。

　多くの施設では救急外来を受診した結核患者の診断が確定するまで早くても数時間、時に数日かかります。確定した時点ですでに救急外来にはいないことがほとんどでしょう。重症患者は病棟に入院、あるいは他の施設への転院、一方で軽症患者は診察終了後帰宅していることが想定されます。

　「結核と判明した」事実・情報を救急外来だけではなく、施設内で共有することが重要です。日頃から細菌検査室あるいは検査外注先、ICT（感染対策チーム）との連携を密にする必要があります。

　他の施設へ転院した患者が後日結核と診断される場合もあり、地域医療連携室、さらには保健所との連携も重要です。

　結核患者発生をうけて、保健所から接触者健診の指導が入りますので、患者と接触した職員のリストアップも迅速に行う必要があります。

事前の対策

　結核感染の診断のために従来からツベルクリン反応（ツ反）が行われてきました。ツ反の最大の弱点は結核感染による陽転とBCG陽転を区別できないことでした。近年開発されたインターフェロン-γ遊離測定法（Interferon-Gamma Release Assay：IGRA）はBCGの影響を受けず純粋に結核感染の検出が可能で、急速に普及しています。

　以前の接触者健診は胸部X線写真で行われていました。胸部X線写真を行う目的は「結核の発病」を発見することにあります。

　最近は発病前の段階、つまり「結核の感染」を発見することに主眼が置かれています。急速に普及したことも相俟って現在の接触者健診の基本はIGRAです。

　接触者健診でのIGRAが陽性の場合、当該の患者発生との因果関係がしばしば問題となります。元々は陰性であったことが確認されていれば、「業務の中で結核患者とかかわったことにより感染した」ことが強く疑われます。後に潜在性結核感染症として治療を行う場合、労災の対象となります。治療の実際は「潜在性結核感染症治療指針」を参照して下さい[1]。

　上記の理由で「業務の中で結核患者とかかわって感染」する前のベースラインの検査結果を把握しておくことが勧められています[2]。

第2章

06
救急外来の対策

就職時の健診で行うことが想定されますが、救急外来など結核感染のリスクの高い部署ではすでに勤務している職員に対しても行うことが勧められています。

結構高額な検査という事情があり、「結核が発生した訳でもないのにベースライン結果の把握のために多数の職員で IGRA を行うことは本当に必要なのか」といった異論があることは事実です。しかし、職員の健康管理の面で重要な検査であることは間違いありません。

結核病床を有する施設では徐々に普及していますが、将来的には全医療機関での実施が望まれます。

おわりに

我が国の結核診療は長らく「療養所」が中心として行って来ました。常に結核患者と接する「療養所」の職員からの結核発病は少なからずみられましたが、医療職からの結核発病は一般病棟で勤務する職員からの方が圧倒的に多かったという歴史があります。

「N95マスク」などない時代から、「結核患者をケアする」ために身も心も十分な準備をしていたことがその要因と考えられています。

もう一つの要因として「古い建物の適度なすきま風」があげられています。

先年亡くなられた青木正和先生はしばしば「アルミサッシの普及に比例して結核院内感染が増加した」ことを指摘されていました[3]。

医療機関に限らず近年の施設は密閉された空間が多くなっています。十分な換気が必須となりますが、これがなされない場合、空気感染対策の観点からは「不適」な環境となります。

救急外来での結核感染を考える場合、「過度の気密性」が一つのキーワードとなると思われます。先に述べた「換気の状況、空気の流れ」と併せて皆さんのそれぞれの現場を改めてチェックされてはいかがでしょうか。

自分の体は自分で守らなければなりません。結核に限ったことではありませんが、「正しく理解し、正しく恐れる」ことが重要です。「正しく理解」することに本稿が多少ともお役に立てれば幸いです。

「陰圧の診察室」がなくても「廊下に通じるドアを閉めてから窓を開放する」ことはできます。「採痰室・採痰ブース」がなくても「詳細な問診、丁寧な問診」「咳エチケットの指導」はできます。

まずは「できることから」始めてみませんか？

Reference

1）　日本結核病学会予防委員会・治療委員会：潜在性結核感染症治療指針. 結核 88：497-512, 2013
2）　日本結核病学会予防委員会：医療施設内結核感染対策について. 結核 85：477-481, 2010
3）　青木正和：21世紀の結核戦略―根絶に向けて―. http://www.jata.or.jp/rit/rj/0109aoki.html

07 精神科病棟・精神科病院の対策

露口一成

精神科患者の特殊性とリスク因子

　図1は、最近発生した結核集団感染事例のうち、医療機関で発生した事例の数の年次推移を示しています。年によってばらつきはあり、また近年では詳細不明例が多くなっていますが、無視できない頻度で精神科病棟での集団感染が生じており、平成16年には5事例の発生を認めています。精神科病棟では、特に集団感染が起こりやすい要因があるのでしょうか。ここではそのような要因について考えてみたいと思います[1,2]。

長期入院の高齢患者が多い

　わが国の精神病床の平均在院日数は徐々に短縮傾向にはあるものの平成23年時点で298日と依然長期になっています[3]。中には20年を超えて入院している患者も珍しくなく、必然的に高齢の患者が多くなります。高齢による免疫の低下により、過去に結核感染のある人も発病しやすくなりますし、周囲の患者も感染を受けやすくなります。

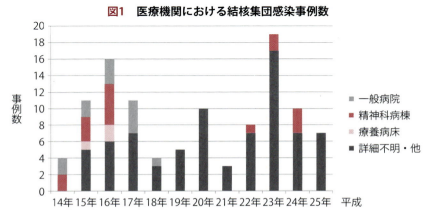

図1　医療機関における結核集団感染事例数

（結核予防会結核研究所疫学情報センター：「結核の統計」資料編, 2013年, 表20. http://www.jata.or.jp/rit/ekigaku/toukei/adddata/ より作図）

患者が症状を訴えないことが多い

　精神科の患者は意思の疎通が困難なために、咳嗽や喀痰などの症状があってもそれを訴えないことがあります。また医療従事者側も、精神症状には注意を払っても、呼吸器症状には気付かないかもしれません。結核を発病しても診断が遅れ、その間に周囲に感染を広げてしまう可能性があります。

閉鎖空間である

　精神科病棟は閉鎖病棟であることがあります。また、患者は食堂やホールなど、決まった場所に集まることが多くなります。長期入院患者が多いこともあり、患者同士が密閉空間で接触する時間が長くなりますので、もし結核患者が発生した場合に広がりやすくなります。

呼吸器疾患の診療に慣れた医師が少ない

　精神科病院は精神科単科であることも多く、胸部 X 線検査の読影や呼吸器疾患の診断・治療に慣れた医師が少ないことが考えられます。北海道の精神病院において発生した10名にわたる結核集団感染事例で、詳細な検討の結果、感染源はその病院の元入院患者（死亡退院）で、生前に結核と診断されないまま入院していたことが判明したという特異な事例の報告があります[4]。この事例では、感染源患者の死亡直前に胸部陰影悪化があるにもかかわらず喀痰検査が行われず、中心静脈カテーテル挿入目的に他院受診した際に行われた喀痰検査で結核菌 PCR 陽性と判明するも結果が精神病院に報告されませんでした。

その他

　その他として、外国では、結核のリスクファクターである貧困、薬物乱用、HIV 感染などが精神疾患患者で多くみられることが指摘されています[5]　が、わが国ではこれらの要因の関与については明らかでありません。

結核（疑い）の早期発見

　結核の他人への伝播は、肺結核や喉頭結核など呼吸器系の結核患者が感染源となり、特に喀痰抗酸菌塗抹陽性で咳嗽の激しい患者では感染性が高くなります。しかし抗結核化学療法を開始すれば排菌の減少とともに咳嗽も改善し、感染性は急速に低下します。結核の

感染はそのほとんどが診断前に生じるので、早期診断・早期治療が最も有効な感染対策となります。

　前述したように、精神科の患者では自ら症状を訴えないことがありますので、周囲の人間が注意しておくことが重要です。結核の主な症状としては、咳嗽、喀痰、血痰、呼吸困難、胸痛などの呼吸器症状以外に、発熱、全身倦怠感、食思不振などの肺外症状もあります。特に、呼吸器症状に乏しく肺外症状が前面に出る場合は、結核の可能性に思い至らないことが多いので注意が必要です。いかに結核を疑い、すみやかに胸部X線や喀痰検査を行うことができるかどうかが、早期発見できるかどうかの鍵となります。

　まず行うべきは胸部X線検査です。典型的な肺結核の陰影は、主として上肺野にみられる、周囲に散布巣を伴う空洞陰影であり、胸部CT検査所見も参考となります。しかし精神科の患者は高齢者が多いので、非典型的な陰影をとることも多く、通常の肺炎と鑑別が困難であることもしばしばです。精神科病院では呼吸器科医や放射線科医が常駐していないことも多く、詳細な陰影の鑑別診断も困難でしょうから、むしろ異常陰影を認めたときに常に肺結核の可能性を考え追加検査を行うとのスタンスで臨むのが無難でしょう。

　次に行うのは喀痰抗酸菌検査であり、確定診断を得るためには必須ですし、また結核としての感染性を評価する上でも最も重要な検査となります。診断率を上げるには3日連続で提出するのがよいでしょう。必ず抗酸菌塗抹・培養検査を行います。PCR法やLAMP法などの結核菌核酸増幅検査は有用な検査ですが、複数回提出すると保険で認められないことがありますので、3日分をまとめて提出することも考慮します。喀痰検査で診断がつかない場合は、胃液検査が有用です。気管支鏡検査ももちろん有用ですが、呼吸器科医のいない精神科病院では施行が難しいでしょう。

　これらの検査で菌の証明ができない場合でも、画像所見で肺結核が疑われる場合は診断的に結核治療を行うこともあり得ます。その場合はクォンティフェロン®TBゴールドやT-スポット®.TBなどのインターフェロンγ遊離測定法（IGRA）による結核感染診断が参考となります。ただ、高齢者の場合はもともと結核既感染率が高いので、陽性であっても必ずしも発病とは限らないことに注意が必要です。

結核判明時の対処

　結核と判明したら、ただちに抗結核薬による標準化学療法を開始します。前述したように、これが最も有効な感染対策でもあります。イソニアジド（INH）、リファンピシン（RFP）、エタンブトール（EB）、ピラジナミド（PZA）の4剤による多剤併用化学療法が基本となりますが、80歳以上の高齢者や痛風・重篤な肝障害のある患者ではPZAを除く3剤で開始します。

　結核治療において重要なのは、直接服薬確認療法（DOTS）による服薬の徹底と副作用

対策です。精神科の患者は、食思不振や皮疹など自覚的な副作用についても訴えることが困難な場合がありますから、医療従事者が注意深く観察するとともに、定期的な血液検査が必須です。

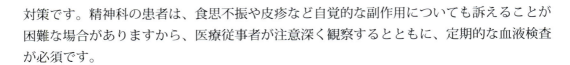

抗結核薬と他薬剤との相互作用

抗結核薬の投与を行う際には、他薬剤との相互作用が問題となります[6]。特に精神科の患者では多くの薬剤を服用していることが多いため注意が必要です。

RFP

RFP はチトクローム P450系酵素を強力に誘導するため、多くの薬剤が代謝されて血中濃度が低下します。そのためしばしば投与量の増量を必要とし、中には著明に濃度が低下するために使用不可能となる薬剤もあります。精神科領域で影響を受ける薬剤としては、向精神薬（ベンゾジアゼピン系薬、ゾルピデム、ハロペリドールなど）、抗うつ薬（三環系抗うつ薬など）、抗けいれん薬（フェニトイン、カルバマゼピン、バルプロ酸など）が報告されています。血中濃度を測定できる薬剤ではモニタリングを行って増量を行う必要があります。当然、RFP を中止すれば相互作用もなくなりますから、抗結核治療終了時には再度投与量の調整が必要となります。

INH

INH は逆に、いくつかのチトクローム P450系酵素を阻害するため、ベンゾジアゼピン系薬、フェニトイン、カルバマゼピンなどの血中濃度を上昇させます。ただし、RFP と同時に投与した場合は RFP の作用が勝ります。

集団発生時の対処

前述したように精神科病棟では集団感染が生じやすい条件が揃っています。早期診断・早期治療が望ましいのは言うまでもありませんが、一人の排菌結核患者が発生すれば、周囲の人間はそれまで長期間接触していたわけですから、すでに感染させた可能性が十分あると考えるべきです。接触者検診を積極的に行い、胸部 X 線検査による発病者の発見、さらに感染者に対する潜在性結核感染（Latent Tuberculosis Infection：LTBI）治療が重要となります。LTBI 治療は、胸部 X 線検査で異常を認めない接触者に対して IGRA 検査

を行い、陽性であれば INH による治療を6ヵ月〜9ヵ月行います[7]。

　ただし、精神科病棟の場合高齢者が多いので、先に述べたように結核既感染率が高く、IGRA 陽性であっても新たな感染かどうかの判断が困難です。また、高齢者では INH による肝障害のリスクが高くなること、INH の向精神薬に対する薬剤相互作用があることも、LTBI 治療の実施を困難にします❶。

　しかし、感染者が多数にのぼる集団感染事例においては、感染の拡大が止まらずに発病者が次から次に生じることがあります。このような場合は、高齢の IGRA 陽性者に対しても、肝障害などの副作用に注意しながら LTBI 治療を積極的に行う必要があるでしょう。また、胸部 X 線検査で異常陰影を認め、かつ結核治療歴のない IGRA 陽性者に対しても活動性結核としての抗結核治療を広範囲に行うことも考慮すべきかもしれません。集団感染発生時の細かい対応については、所轄の保健所に相談するとよいでしょう。

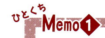

高齢者に対する LTBI 治療

　LTBI 治療は、結核に感染しているが発病していない（LTBI）者に対して抗結核薬の投与を行い将来的な発病を防ぐことが目的です。行うにあたっては、発病のリスク、副作用出現のリスク、もし発病した場合の周囲に与える影響などを総合的に検討したうえで判断することになります。もっとも問題となる副作用は肝障害であり、高齢になるほど生じやすくなります。そのため通常は LTBI 治療の対象は若年者であり、60歳以上の高齢者に対して行うことは少ないです。しかし本文中にも述べたように、精神科病棟のように閉鎖空間で発症した場合の影響が大きくかつ対象患者が入院中で継続的な観察が可能な場合には、高齢者であっても LTBI 治療を考慮することがあります。ただしその場合は、定期的な血液検査によるモニタリングが必須であり細心の注意を払って行うべきです。

Reference

1）　青木正和：精神病院での結核の院内感染．結核の院内感染，財団法人結核予防会，東京，1997，p39-42
2）　厚生労働省インフルエンザ等新興再興感染症研究事業「結核の革新的な診断・治療及び対策の強化に関する研究」研究代表者　加藤誠也：結核院内（施設内）感染対策の手引き　平成26年版．http://www.jata.or.jp/rit/rj/ 院内感染対策の手引き (2014年最終版).pdf
3）　厚生労働省：みんなのメンタルヘルス総合サイト，精神疾患のデータ．http://www.mhlw.go.jp/kokoro/speciality/data.html
4）　太田正樹，一色　学：精神病院における結核集団感染．結核 79：579-586，2004
5）　Cavanaugh JS, Powell K, Renwick OJ et al：An outbreak of tuberculosis among adults with mental illness. Am J Psychiatry 169：569-575，2012
6）　American Thoracic Society/Centers for Disease Control and Prevention/Infectious Diseases Society of America：Treatment of tuberculosis：Am J Respir Crit Care Med 167：603-662，2003
7）　日本結核病学会予防委員会・治療委員会：潜在性結核感染症治療指針．結核 88：497-512，2013

08　内視鏡検査室の対策

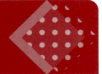

山根　章

はじめに

　内視鏡検査としては、膀胱鏡・胆道鏡・関節鏡など様々なものがありますが、ここでは、一般施設の内視鏡検査室で通常行われている検査（上下部消化管内視鏡、気管支鏡）について考えることにします。

　内視鏡検査室においても、結核患者または結核疑い患者の検査を行う際には、特別な注意が必要となります。特に、気管支鏡検査においては多量の飛沫が放散されるので、感染の危険が大きいことが分っています。また、内視鏡が媒介物となった感染の報告もあり、その対策も必要です。

結核の感染経路とその対策について

　結核感染対策を考える上で、重要なのは結核菌の感染経路を理解することです。

　結核菌は**空気感染**という感染経路によって伝播する細菌ですので、それに対する対策が必要となります。空気感染については、「第2章―02 空気感染予防策」の項を参照してください。また、次項「第2章―09 放射線科の対策」にも要点を記載しました。空気感染に対する対策の柱となるのは、患者隔離と空調管理およびマスク着用です。

消化管内視鏡検査での結核対策

　それでは、具体的に内視鏡検査室における結核対策を考えてみましょう。まず、上下部消化管内視鏡検査について考えます。

日常検査時の結核対策

　消化管内視鏡検査を行うときには、あらかじめ胸部X線検査などを行っていない場合も多いと思います。したがって、それと気付かずに結核患者に対して検査を行ってしまう恐れがあります。咳・痰症状がある患者に対しては、事前に胸部X線検査を行って、肺結核所見の有無を確認しておくのがよいでしょう[1]。

Memo❶

　長引く咳・痰症状がある患者には、結核の可能性を考えて、内視鏡検査施行前に胸部X線検査を行うことがお勧めです。

結核（疑い）患者の検査手法

　一般施設で肺結核疑い患者または肺結核確定患者に対して消化管内視鏡検査を行う機会は緊急時を除くとあまりないと考えられます。やむを得ず検査を行う場合には、検査室には他の患者や検査に関与しない医療従事者を入れず、検査を行う医療従事者はN95マスクを着用します。下部消化管検査の場合には、患者にサージカルマスクを着用してもらいます。検査終了後には十分に換気します。

　また、下部消化管検査で腸結核疑い患者の検査を行うことはあるかもしれませんが、これは一般の下部消化管検査と同様に標準予防策に則って検査を行えば十分です。

結核（疑い）患者に使用した器材・機器の処理

　肺結核・喉頭結核（疑い）患者に対して、上部消化管検査を行った場合や、腸結核（疑い）患者に下部消化管検査を行った場合には、内視鏡が結核菌で汚染される恐れがあり、結核菌に対して有効な消毒薬を用いて器具の消毒を行う必要があります。具体的には後述の気管支鏡の消毒法に準じて行います。

気管支鏡検査における結核対策

　これ以降は主に気管支鏡検査について解説します。

　前述したように、気管支鏡検査では多量の飛沫が放散されます。そのため、肺結核患者（特に未治療患者）に気管支鏡検査を行うと、結核菌を含んだ飛沫が多量に放散される危険があり、有効な対策なしでは空気感染の危険性が高いといえます[2]。

　1980年代初めに、米国の ICU で結核患者に対して気管支鏡検査が施行されたところ、その検査に参加した医療従事者13人中10人（77％）がツベルクリン反応陽転化したとの報告があります[1]。この事例は、十分な感染対策をせずに結核患者に気管支鏡検査を行うことの危険性を示しています。

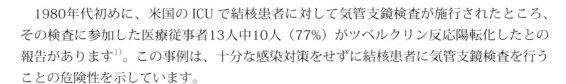

ひとくち Memo❷

　気管支鏡検査は結核感染の危険性が高いので、十分な感染対策を行うことが大切です。

日常検査時の結核対策

　呼吸器疾患に対して気管支鏡検査を行う場合には**常に結核の可能性を念頭に置く必要が**あります。

　気管支鏡検査での結核対策で最も大切なことは、**必要のない検査は避ける**ことです。

　まず、他の検査での診断を試みます。例えば、喀痰検査で結核の診断がつけば、気管支鏡検査は行わずに済み、医療従事者への感染の危険はありません。あまり結核らしくないように思える症例でも喀痰検査をしてみると案外結核だったということも稀ではありません❸。

　日常の気管支鏡検査においては、もちろん、一般の感染対策としての標準予防策を講じる必要があります。そのために術者・介助者は術衣・予防着・手袋・マスク・サージカルキャップ・ゴーグルを装着して検査を行います。マスクはサージカルマスクを用いている施設が多いと思いますが、前述のように常に結核の可能性を考えるという立場からは、N95マスクを常用する方が望ましいと考えられます[2]。

　また、気管支鏡の前処置で、喉頭麻酔を行いますが、これも咳を誘発しやすい手技ですので、注意が必要です。強制換気ができる部屋で行うのが理想的ですが、一般施設では難しいかもしれません。術者は N95マスクを装着するのが良いでしょう。

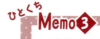

ひとくち Memo❸

　感染防止のためには、不必要な気管支鏡検査を避けることが大切です。肺結核を疑った場合には、まず喀痰検査などでの診断を試みましょう。

結核（疑い）患者の検査手法

　繰り返して述べますが、結核（疑い）患者については、不必要な気管支鏡検査を避ける

ことが大切です。喀痰検査・胃液検査などで結核との診断がつけば、通常は気管支鏡検査を行う必要はありません。

　また、気管支結核などで気管支鏡検査を行う必要がある症例でも、緊急性がある場合（呼吸困難があり処置が必要なときなど）を除けば、結核治療を開始して、感染の危険がなくなった時期に気管支鏡を行うことが勧められます。

　結核（疑い）患者に対して気管支鏡検査を行う場合には、空気感染に対する予防対策（空気感染予防策）が必要になります。これには環境管理と呼吸保護が含まれます。

環境管理（Environmental Control）

換気や空気浄化などの方法が含まれます。

◆ 換気

空調設備によって汚染された空気の希釈および排出を行います。1時間あたりの換気回数（Air Change per Hour：ACH）は6回以上、できれば12回とします。

◆ 空気浄化

HEPA フィルターを用いて空気を浄化します。HEPA フィルターは径0.3μm の粒子を99.97％以上捕捉できる性能を持つフィルターです。室内気を屋外へ排出する際に用いたり、再循環式換気において、ダクトの回路内に設置したりします。また、HEPA フィルター内蔵式空気清浄機もあります。

呼吸保護（Respiratory Protection）

呼吸保護具（Respirator）を装着することによって行います。様々な保護レベルの呼吸保護具がありますが、日常的に用いているのは N95マスクです。N95マスクは径0.3μm の粒子を95％ フィルターすることができる性能を持っています。

　それでは、実際に気管支鏡検査をするときの注意点をあげます。

i．結核（疑い）患者の気管支鏡検査は、その日の気管支鏡検査の最後に行うようにします。また、検査に携わる医療従事者の人数は必要最小限とします。

ii．結核（疑い）患者には検査前・検査後にサージカルマスクを着用してもらいます。

iii．前処置は、別室で行います。換気施設を備えた部屋で行うのが望ましいです。換気施設がない場合には、ポータブルの空気清浄機を設置しても良いでしょう。このような設備がない場合には、前処置終了後には十分に自然換気する必要があります。術者が N95マスクを着用するのは言うまでもありません。

iv．気管支鏡検査中は前述のように空調設備を用いて1時間あたり6～12回の換気を行い、室内を陰圧に保つことが望まれます。そのような設備がない場合には、HEPA フィルター内臓式空気清浄機の設置を考慮します。このような空調管理によって、空気中の結核菌を含む飛沫核の密度を減少させることができるので、感染機会を減らすことにつながります。

また、気管支鏡検査室内の医療従事者は、N95マスクを装着する必要があります。N95マスクを装着する際には、空気漏れがあると除去効率が下がりますので、必ずフィットテストを行わねばなりません[3]。

ⅴ．検査終了後、患者には咳がおさまるまで検査室内で待機してもらいます。

結核（疑い）患者の検査後対処

　結核（疑い）患者に対して、気管支鏡検査を行った後には、すぐに次の検査を行ってはなりません。結核の空気感染を防ぐために換気をする必要があります。空調設備により強制換気ができる場合には、1時間あたりの換気回数（ACH）に応じて、室内の空気が99％浄化されるまでの時間をかけて換気します（目安は1時間6回換気なら46分、12回換気なら23分です）[3]。空調設備が利用できない場合には、HEPAフィルター内蔵式空気清浄機の設置が勧められます。このような設備がない場合でも、できるだけ換気をすることが大切です。

　なお、結核菌については換気以外の対処は必要ありません。特別な清掃や消毒は必要なく、消毒薬の噴霧やホルマリン燻蒸は効果がなく人体に有害です。

結核（疑い）患者に使用した器材・機器の処理

　検査に使用した気管支鏡の汚染によって、別の患者への結核菌感染や、見かけの感染の危険があります。見かけの感染とは、実際にはその患者には感染していないのですが、気管支鏡に付着した菌が細菌検査用の検体に混入して、菌陽性という結果になることです。感染していると誤認されて、不要な治療が行われる危険があります。

　実際には見かけの感染事例の報告が多く、真の感染例は少ないのですが、確かに気管支鏡を媒介としたと思われる感染事例の報告は存在します[4,5]。

　結核菌を含む抗酸菌は一般細菌に比べて、消毒薬に対して抵抗性がありますので、検査に使用した器具の処置には注意が必要です。

洗浄

　気管支鏡を機械的に洗浄して汚染物質を取り除きます。有機物が付着していると、消毒剤の効果が落ちるので消毒の前に十分に洗浄することが大切です。特にチャンネル内のブラッシングが重要です。他の器具にも機械的洗浄が必要です。

消毒

　用手消毒法（気管支鏡を用手的に消毒液に浸して消毒する方法）と自動洗浄機による消毒法があります。消毒の不均一さをなくし、確実に消毒するには、自動洗浄機による方法が推奨されています[2]。洗浄機のマニュアルに従って消毒を行います。使用する消毒剤は、

これまではグルタルアルデヒドが推奨されてきましたが、最近はオルトフタルアルデヒド（フタラール）や過酢酸が使用されるようになっています。これらはグルタルアルデヒドに比べて結核菌を含む抗酸菌に対して高い殺菌力を有しています。自動洗浄機によって、使用可能な消毒剤が異なりますので、確認が必要です。

　消毒剤は人体に悪影響を及ぼす可能性がありますので、消毒を行う部屋は換気を良くして、手袋・ゴーグル・マスク・予防衣などを着用して扱います。

　また、自動洗浄機の細菌汚染（特に抗酸菌による汚染）が問題となっていますので[6]、メーカーの指定する方法で、定期的に装置自体の洗浄・消毒・フィルター交換などのメインテナンスをすることが重要です[2] ❹。

滅菌

　滅菌可能な器具は、オートクレーブやガス滅菌によって滅菌します。また、過酸化水素を利用した低温プラズマ滅菌法は、毒物の残留がなく、短時間で滅菌できるため、今後の普及が期待されています[2]。

> **ひとくち Memo❹**
> 　内視鏡自動洗浄機は便利ですが、抗酸菌による汚染に注意する必要があります。

Reference

1) Catanzaro A：Nosocomial Tuberculosis. Am Rev Respir Dis 125：559-562，1982
2) 千場　博：4　気管支鏡と感染対策. 手引き書—呼吸器内視鏡診療を安全に行うために—第3版（日本呼吸器内視鏡学会安全対策委員会編），日本呼吸器内視鏡学会，東京，2013，p18-21 http://www.jsre.org/medical/1304_tebiki.pdf
3) Jensen PA，Lambert LA，Iademarco MF et al：Guidelines for Preventing the Transmission of *Mycobacterium tuberculosis* in Health-Care Settings，2005. MMWR Recomm Rep 54(RR-17)：1-141，2005（結核研究所ホームページ小委員会による和訳 http://www.jata.or.jp/rit/rj/2005guidelines.pdf）
4) Agerton T，Valway S，Gore B et al：Transmission of a highly drug-resistant strain (strain W1) of *Mycobacterium tuberculosis*. Community outbreak and nosocomial transmission via a contaminated bronchoscope. JAMA 278：1073-1077，1997
5) Michele TM，Cronin WA，Graham NMH et al：Transmission of *Mycobacterium tuberculosis* by a Fiberoptic Bronchoscope. Identification by DNA Fingerprinting. JAMA 278：1093-1095，1997
6) 坂本匡一，清水孝一，仲谷善彰ほか：自動内視鏡洗浄消毒装置を介した気管支鏡の抗酸菌による汚染. 気管支学 17：583-587，1995

09 放射線科の対策

山根　章

はじめに

　放射線検査においても、結核院内感染対策が必要になります。具体例をあげると、結核予防会複十字病院で2001年から2010年にかけて職員検診の一環として、結核感染診断のためにクオンティフェロン®TB ゴールド（QFT）検査を行ったところ、職種別では医師、看護師、放射線技師、臨床検査技師において陽性率が高く、特に放射線技師が最も陽性率が高かった（20%）との報告があります[1]。これは結核病棟を有する医療施設における結果であり、一般施設とは異なる点があると思われますが、放射線検査における結核感染対策の重要性を示す事例には違いありません。

結核感染対策について

結核の感染経路

　結核感染対策を考える上で、重要なのは結核菌の感染経路を理解することです。細菌・ウイルスなどの病原体の感染経路は主に以下の3種類に分類されます。

　1つ目は接触感染で、感染源に接触することで感染します。多くの細菌・ウイルスがこの経路で感染します。

　2つ目は飛沫感染で、咳・くしゃみなどで発生した飛沫を吸入することで感染します（マイコプラズマ・溶連菌・インフルエンザウイルス・風疹・ムンプスなど）。

　3つ目が空気感染（飛沫核感染）で、結核菌はこの経路で感染します。2つ目の飛沫感染においては、比較的直径が大きい飛沫は速やかに落下して、遠方へは広がりません。しかし、空気感染では、咳などで発生した飛沫が乾燥して直径5μm以下の大きさの飛沫核となると、容易に落下せずに長時間空気中に漂うようになります。そして空気の流れに乗って広い範囲に拡散することができます。このような飛沫核中に存在する病原体を吸入することによって感染するのが、空気感染（飛沫核感染）です。多くの病原体は乾燥した飛

沫核中では感染性を失いますが、結核菌はこの状態でも感染することが可能です。この経路で感染する病原体は結核菌の他には、麻疹ウイルス、水痘・帯状疱疹ウイルスがあります。

空気感染予防策について

　結核菌は空気感染する病原体ですので、その感染予防のためには、特別な対策が必要となります。これが空気感染予防策と呼ばれるものです。

　空気感染予防策では、感染源である患者の病室隔離と空調管理を行います。結核菌はかなり広い範囲に感染力を保ったまま拡散することができますので、結核患者・結核疑い患者は速やかに隔離する必要があります。そして、隔離する部屋は十分な換気を行う必要があります。最低でも1時間あたり6回換気、できれば12回換気が望ましいです。そして、室内を陰圧に保つようにします。このような空調設備が利用できない場合には、ポータブルの HEPA フィルター（p30〜31参照）内蔵式空気清浄機の利用を考慮すべきです。外来患者で結核が疑われる場合には、一般患者と別のトリアージ部屋で待機してもらうようにします。

　患者がやむを得ず室外に出るときには、サージカルマスクを着用してもらいます。

　そして、医療従事者は患者と同じ部屋にいる間は感染防止用のマスク（N95マスク）を着用します。このマスクは0.1〜0.3μmの微粒子を95％除去できる性能を持っていて、空気感染防止のための呼吸保護具として有用です。

日常検査時の結核対策

　それでは、具体的に放射線検査における結核対策を考えてみましょう。

　まず、日常検査一般における結核対策はどうすべきでしょうか。

　はじめに外来検査について説明します。前述のように、結核菌の感染は結核患者の咳に由来する飛沫核を吸入することによって起こります。すなわち結核の感染源は咳をする肺結核患者ということになります。喉頭結核患者も感染源になりますが、症例数は少ないです。

　こういった患者は咳を主訴にして、外来受診することが多く、診療の第一歩は胸部レントゲン検査です。つまり、胸部レントゲン撮影に訪れる患者の中には結核患者が含まれている可能性が常にあります。

　この対策としては、一般的な呼吸器感染症対策である、呼吸器衛生 / 咳エチケット（Respiratory Hygiene/Cough Etiquette）[2] を適用すると良いでしょう❶。

　●咳やくしゃみをするときにはティッシュ（またはマスク）で口と鼻を覆う。

●咳やくしゃみをするときに、ティッシュやマスクが間に合わないときは袖で口を覆う（手で覆わない）。

●使用したティッシュはすぐにゴミ箱に入れる。呼吸器分泌物や汚染物質に触れたら手洗いをする。（この項目は飛沫感染・接触感染対策に該当します。）

●咳をする患者には可能ならばサージカルマスクを着用してもらう。

●待合室では、なるべく他の患者と間隔を開けてもらう。

これらの対策は空気感染予防策としては、不十分ですが、まだ結核を疑うに至っていない段階の呼吸器有症状患者全般に対して放射線検査を行う場合には、是非実行したい事柄です。

補足説明しますと、結核菌は咳で発生する飛沫中に含まれていると考えられますので、咳の際にマスクやティッシュで口・鼻を覆うと飛沫の飛散量を減らすことができます。特に、マスクを常時着けてもらうのは感染防止に有効であると考えられます[3]。しかしマスクを着用すると呼吸抵抗が増加しますので、病状によっては着用が難しい症例もあると考えられます。臨機応変の対応が必要になります。検査に際して医療従事者はサージカルマスクを着用します。

入院患者については、ある程度病状がわかっている場合が多いと思われます。結核が疑われる患者についての注意は後述しますが、あまり結核が疑われない場合でも、咳などの呼吸器症状がある患者の場合には結核の可能性も念頭に置いて、前述の**呼吸器衛生 / 咳エチケット**を適用すると良いでしょう。

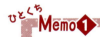

ひとくち Memo❶
　咳をする患者には呼吸器衛生／咳エチケットを適用します（内容は本文参照）。

結核（疑い）患者の検査手法

次に、結核患者または結核が疑われる患者の検査手法について考えてみましょう。

喀痰抗酸菌塗抹陽性の結核患者や、塗抹陰性でも咳症状が強い結核患者は隔離の対象となります。したがって、このような状態であることがあらかじめ判明している場合には、一般施設で放射線検査を行わずに専門施設へ搬送すべきです。一般施設においては、微量排菌または無排菌結核患者の放射線検査を行うことになります。

こういった患者に対して有効な化学療法（抗結核薬による治療）が行われていれば、ほぼ感染の危険はありません。したがって、治療中の喀痰塗抹陰性患者については、一般の患者と同様の対策で十分です。

また、治療開始前の喀痰塗抹陰性結核患者は、感染の危険をある程度伴います。したがって、外来患者の場合には、来院中はずっとサージカルマスクを着用してもらい、一般の待合室でなく、トリアージ部屋で待機してもらうのが良いでしょう。入院患者は個室に入院してもらい、病室を出る際にサージカルマスクを着用します。放射線検査は他の患者の検査が終了してからにします。医療従事者はN95マスクを着用します。

結核疑い患者にも同様な注意をする必要があります。外来患者の場合には、やはりサージカルマスクを着用してもらい、トリアージ部屋で待機してもらいます。そして、放射線検査は他の患者より後に行うのが望ましいです。もし、外来患者で検査の順番を最後にするのが難しいときには、事情を説明して一旦帰宅してもらい再来院してもらうか、個室に入院してもらうのが良いでしょう。また、結核が強く疑われる場合には、専用施設に診療を依頼することもやむを得ないでしょう❷。

結核疑い患者の検査においても医療従事者はN95マスクを着用します。

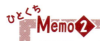

Memo❷

結核疑い患者の放射線検査は出来るだけ他の患者の後にまわすことが重要です。

結核（疑い）患者の検査後対処

前述のように治療中の喀痰塗抹陰性結核患者については、放射線検査後に特別な対処を行う必要はありません。

特別な対処が必要なのは、喀痰塗抹陽性結核患者・未治療の喀痰塗抹陰性結核患者（特に咳が多い場合）・結核疑い患者の場合です。一般施設においてよく経験されるのは、呼吸器症状がある患者に放射線検査を行った結果、結核疑いであることが判明したという状況だと思います。

感染性があると考えられる結核患者や結核疑い患者に対する放射線検査を行った後には、空気感染の可能性がありますので、**すぐに他の患者の検査を行ってはいけません**。特に、患者がサージカルマスクを着用していなかった場合には感染の危険が高くなります。

結核の空気感染を防ぐために、検査室の換気を行う必要があります❸。強制換気の設備がある場合には、時間換気回数（ACH）に応じて、室内の空気が99％浄化されるまでの時間をかけて換気します（目安は1時間6回換気なら46分、12回換気なら23分です）[4)]。このような空調設備が利用できない場合には、前記のようにポータブルのHEPAフィルター内蔵式空気清浄機の利用を考慮すべきでしょう。このような設備がない場合でも、できるだけ換気をすることが大切です。

なお、換気以外の対処は必要ありません。特別な清掃や消毒は必要なく、消毒薬の噴霧

第2章

09
放射線科の対策

やホルマリン燻蒸は効果がなく人体に有害です。

ひとくち Memo ❸

　結核疑い患者に対して放射線検査を行った後には、十分換気することが大切です。

◈ Reference

1）　奥村昌夫，佐藤厚子，吉山　崇ほか：当院職員の職場，職種別に分けて比較した QFT 検査の検討．結核 88：405-409，2013
2）　CDC：Respiratory Hygiene/Cough Etiquette in Healthcare Settings．https://www.cdc.gov/flu/professionals/infectioncontrol/resphygiene.htm.
3）　Dharmadhikari AS, Mphahlele M, Stoltz A et al：Surgical Face Masks Worn by Patients with Multidrug-Resistant Tuberculosis：Impact on Infectivity of Air on a Hospital Ward．Am J Respir Crit Care Med 185：1104-1109, 2012
4）　Jensen PA, Lambert LA, Iademarco MF et al：Guidelines for Preventing the Transmission of *Mycobacterium tuberculosis* in Health-Care Settings, 2005．MMWR Recomm Rep 54(RR-17)：1-141, 2005（結核研究所ホームページ小委員会による和訳 http://www.jata.or.jp/rit/rj/2005guidelines.pdf）

10 細菌検査室・病理検査室の対策

山本　剛

　臨床検査技師は看護師に比べて4倍以上結核に対する曝露リスクは高いという報告があります[1]。中でも細菌検査室や病理検査室に所属している職員は結核菌が含まれる検体を処理する機会が多いため、臨床検査技師の中でも結核の曝露リスクは高いといえます。特に結核菌の曝露リスクが高いものは検体処理中に発生するエアロゾルの吸入や剖検時であり[2-4]、あらかじめ結核菌に対する曝露リスクを認識しながら業務にあたらなければならないと考えます。エアロゾルの発生は空気感染を起こすために、十分な感染防止対策を構築していかなければなりません。ここでは細菌検査室および病理検査室における結核感染防止対策について述べることにします。

結核診断のために検査室で取り扱う材料

　検体検査の中で細菌検査室および病理検査室では喀痰や気管支洗浄液などの呼吸器材料から、尿や腹水、体腔液といった排泄物や分泌物、骨や臓器に至るまでの検査材料を取り扱う機会が多くなります。それぞれの体液や臓器は処理方法も異なるためにエアロゾル発生リスクも大きく異なることになります。特に検体中に菌量が多くない材料を扱う場合は遠心機で集菌をすることで検出率を上げる作業を行う機会が多くなり、その分エアロゾルの発生リスクも高くなります。表1に細菌検査室および病理検査室で結核診断のために取り扱う材料と感染臓器について記載します。

表1　感染臓器と材料

臓器	材料名
呼吸器結核	喀痰、吸引痰、気管支洗浄液、胃液
リンパ節結核	リンパ節、リンパ節吸引液
骨および関節結核	骨生検、硬膜外膿瘍、関節液
生殖器および泌尿器結核	子宮内膜擦過物、生検
播種性結核	気管支洗浄液、肝生検、骨髄生検、血液
脳結核および結核性髄膜炎	髄液、生検
その他	膿汁、硝子体液、皮膚生検

採取容器の注意点について

　結核感染対策を考慮した採取容器は外蓋式スクリューキャップが適切な採取容器です。内蓋式であればキャップ時にエアロゾルが飛びやすく結核菌を吸入するリスクが高くなるため極力使用しない方が良いと思われます。また遠心集菌による物理的ダメージにも耐えられる素材選びが必要で、採取容器ごと遠心機に挿入する場合は内部の状態が確認できるポリプロピレン製で耐久性に優れている採取容器を使用します。臓器については容器にしっかり入るようにし、体液が外部に漏出しないような工夫が必要です。検査室では検体の授受のみ行うことが多いため、あらかじめ採取容器が不明確な場合には検査室に相談をすることが必要です。特に細菌検査室では雑菌汚染を最小限に抑えるために清潔操作でかつ滅菌容器に採取する必要が生じます（図1）。

臓器の前処理

　病理検査室では診断検査のためにあらかじめ菌を不活化することで感染リスクを下げることができます。臓器についてはホルマリンで十分に固定することで菌を不活化することが可能です。しかし、固定が不十分である場合には固定した臓器内の結核菌は感染力が残っていることがあり十分に固定されたものか検証する必要があります。迅速診断目的の凍結固定では菌が十分に死滅していないため感染力が残るので感染防止対策用クリオスタッ

図1　検査室で使用する滅菌スピッツおよび喀痰容器の例

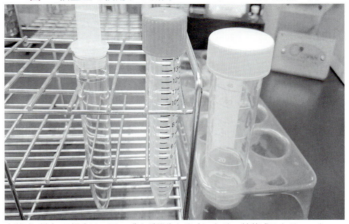

内蓋式（左）の場合はエアロゾルが発生しやすいため、外蓋式スクリューキャップの採取容器（中）、（右）を使用する。

ト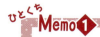に殺菌性固定剤を使用し、さらにN95マスクを着用し切片を作成する必要があります。臓器提出医と病理医、病理検査室の臨床検査技師との間で協議しておくことが望ましいと考えます。

> **ひとくち Memo❶**
>
> **クリオスタット**
>
> 病理標本を凍結し、標本作製する場合に使用するミクロトーム（薄切機器）のこと。術中の迅速病理診断に用いることが多いです。

 結核感染対策のための環境整備

安全キャビネットの整備

　安全キャビネットの導入は結核感染対策上で最重要な内容です。結核菌はバイオセーフティーレベル（BSL）3に該当する菌のため、特に細菌検査室においては喀痰集菌塗抹検査、培養検査および結核菌感受性検査を行うことでエアロゾル発生リスクが高いためクラスⅡ以上の安全キャビネットを設置することが必要です。一般に結核菌を扱わない臨床検査技師と比較すると喀痰集菌塗抹検査では1.4倍、結核菌感受性検査では21.5倍も結核菌の感染リスクが高くなるという報告があります（**表2**)[5]。

　クラスⅡの安全キャビネットとはエアカーテンにより内部と物理的に空気が遮断されているため、内部で作業を行っても外部へ結核菌が漏れない構造になっています。また、内部の空気はHEPAフィルターにより濾過されるため外部へ飛散する可能性もありません。しかし、外観が類似していますがクラスⅠのキャビネットやドラフトチャンバーは外部へ空気が流出する構造になっているため購入時には十分に注意が必要です。更には、細菌検査室は陰圧空調で検査室外部へ空気が漏れないような構造が必要です。

　安全キャビネットを使用する場合は、作業を開始する5分以上前に運転を開始し、作業

表2　細菌検査室業務と結核感染リスク

項目	喀痰集菌塗抹検査	培養検査	同定・感受性検査	遺伝子検査
結核菌を扱わない臨床検査技師と比較した感染リスク	1.4倍	7.8倍	21.5倍	不明
接触する菌量	色々	色々	10^8cfu/mL 以上	色々
結核菌の生存性	不確かであるが高いと思われる	作業工程により殺菌可能	高い	不確かであるが高いと思われる
エアロゾルの発生リスク	低い	中等度	高い	低い～中等度

（文献5より改変）

が終了しても5分以上は運転させる必要があります。運転直後、または作業終了して間もないうちに空調を停止した場合は内部の汚染された空気が外部へ流出する可能性があるために注意が必要です。安全キャビネット内部には不必要な物品は置かず、可能であれば火炎滅菌による内部の温度上昇は空調管理上良くないので極力控えるようにします（図2）。

バイオハザード対策付きの医療機器の使用

▶ バイオハザード対策付き遠心機

　検査室では結核菌の検出感度を上げるために遠心機で集菌をする機会は多くなります。遠心操作は多くのエアロゾルが生じることや、遠心力による物理的ダメージで容器破損をする可能性があるためにバイオハザード対策付き遠心機を使用することが推奨されています。

　バイオハザード対策付き遠心機（図3）は細菌検査室では導入している施設は多いですが、病理検査室ではバイオハザード非対応の機器が多く導入が遅れているのが現状です[2]。

▶ 感染防止対策用クリオスタット

　最近では感染防止対策機能が付いたクリオスタットが市販されています。チャンバー内部の温度管理が精密で、霜が付き難く、作業空間を十分に備えた構造になっています。ミクロトーム❷の刃および周辺部分は抗銀加工され、UVランプによる決められた範囲の殺菌が可能です[6]。

　特に術中の迅速病理検査では悪性腫瘍と思われた材料から結核性肉芽腫が見つかること

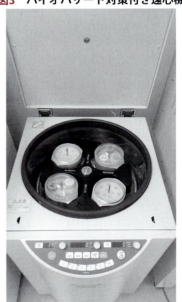

図3　バイオハザード対策付き遠心機

図2　クラスⅡ安全キャビネットの使用

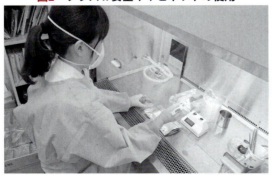

は良くあることなので、迅速検査時には細心の注意を払って感染防止対策を進める必要があります。特に手術前に結核を疑う場合や、手術で臓器を摘出した時点で結核を疑う場合にはあらかじめ連絡を貰う体制作りが必要です。

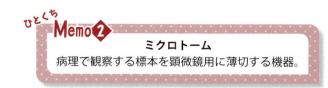

ひとくち Memo ❷

ミクロトーム
病理で観察する標本を顕微鏡用に薄切する機器。

剖検時の感染対策

剖検時の結核曝露リスクは医療従事者の中でも非常に高いことが知られています。特に剖検を経験した病理医・病理検査室の臨床検査技師の結核罹患率は639.5対10万人であり、病理解剖をしない臨床検査技師と比べても高いという報告があります[3]。

肺結核患者の剖検は臓器摘出時に多くの結核菌に曝露するために、解剖室は陰圧空調でHEPAフィルターによる空調管理を行い、バイオハザード対策付き解剖台（ラミナフロー式）を設置する。解剖時にエアロゾルが多量に発生する行為（例えば電気のこぎりでの解体など）は布で覆い飛散を最小限にする必要があります。

清潔レベルによるエリア分け

清潔物品から不潔操作まで1区画で取り扱いを行うために各作業ごとにエリア分け（図4）をしておくと交差感染のリスクが減ります。特に感染性廃棄物と清潔物品との区別を

図4　清潔・不潔エリアの区別

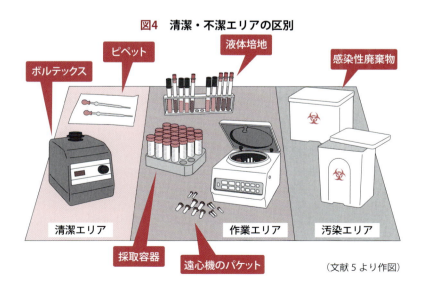

ボルテックス　ピペット　液体培地　感染性廃棄物
清潔エリア　作業エリア　汚染エリア
採取容器　遠心機のバケット

（文献5より作図）

明確にすることが必要です。

個人防護策

　感染性の有無に関わらずヒトの体液に直接接触することは避けなければいけません。さらに結核菌は空気感染を起こすために空気感染予防策を十分に取る必要性があります。

標準予防策

　普段より手袋の着用、マスク、ガウンやゴーグルの着用を心掛ける必要があります。体液が不用意に飛散したとしても粘膜曝露を起こすことがないように対応することが必要です。また、体液が付着した場合には流水による手洗いを実施し、アルコール式擦式消毒薬で手指消毒を行うように習慣づける必要があります。

　また、作業をする場合に着用していた衣服には結核菌が付着するために、作業時と非作業時は衣服の清潔汚染を区別するため、作業時にはあらかじめディスポーザブルガウンを着用します。作業時に着用していた作業着で検査室外に出ることで病原体の運搬をすることに繋がるので十分に留意する必要があります。

空気感染予防策

　エアロゾルの発生する可能性がある場合は N95マスクを着用するなど空気感染予防策（表3）を実施しなければなりません。

定期健康診断の重要性

　結核菌曝露の多い細菌検査室や病理検査室で従事している臨床検査技師は、法律で定められた胸部単純撮影に加えてインターフェロンγ遊離測定法（IGRA）による結核の定期検査を加えることが望ましいです。

表3　感染防護具の種類と感染リスク

防護具の種類	エアロゾルの発生リスク		
	低リスク	中リスク	高リスク
サージカルマスク	エアロゾルの予防はできない		
N95マスク	不要	不要	必要
手袋	必要	必要	必要

執筆協力　國寶香織・池町真実・長谷朋子・福井智子・西田　稔

❀ Reference

1) 厚生労働省インフルエンザ等新興再興感染症研究事業「結核の革新的な診断・治療及び対策の強化に関する研究」研究代表者 加藤誠也：結核院内感染予防の手引き平成26年版．平成26年3月
2) 後藤美江子，山下知成，三澤成毅ほか：臨床検査におけるバイオセーフティの現状：全国臨床検査室を対象としたアンケート調査報告．感染症誌 81：39-44, 2007
3) 堤　寛：バイオハザード対策．病理と臨床 23：889-898, 2005
4) 大河内康実：剖検時の曝露が関与した病院内結核集団感染事例．感染症誌 79：534-542, 2005
5) Jenny A，Heather A，Daniela C et al：Mitigating the risks Using biological safety cabinets．TUBERCULOSIS LABORATORY BIOSAFETY MANUAL，WHO, Geneva, 2012, p4-11
6) ライカ バイオシステムズ：CM9150パンフレット

11　高齢者施設の対策

森下幸子

結核（疑い）の早期発見

　高齢者は、結核がまん延していた時代に感染したが発病していないと推察できます。平成26年結核登録者情報調査年報集計結果では、65歳以上新登録結核患者の罹患率は38.9（人口10万対）、65歳未満は7.2と大きな差があり、また結核患者の高齢化においても新登録結核患者のうち80歳以上の結核患者は37.7％であると報告されています[1]。

　つまり、結核を発症するリスクが高い高齢者が集団で生活を行う高齢者施設は、結核発生のリスクが高いと考えることができます。そのため、結核の早期発見は重要です。しかしながら、誤嚥性肺炎や慢性的な呼吸器疾患に罹患している高齢者が多く、「長引く咳」や「体重減少」で結核の早期発見をすることは困難です。そのため、感染症法施行令第11条に定められた施設（表1）の場合には、施設長の責任において、入所時と年に1回、活動性結核の有無に関する健康診断を実施しなければならないのですが、表1以外の施設においても、健康診断は同様に進められており、活動性結核の可能性があると判定されれば喀痰結核菌検査など精密検査を行い早期発見に努めるべきです[2]。また、医療機関と比較して、医師や看護師の人数が少ないため、介護職や相談員など多職種で結核の早期発見に取り組むことが必要です。例えば「いつもむせる」「なんとなく元気がない」「好きな将棋に参加しない」「食事量が減っている」「おやつを食べない」など日々ケアを提供する中で、どの職種においても「いつもと違う」と感じた場合には、医師へ相談することが早期発見の一歩です。また、医師と相談する中で、結核を疑えば速やかに空気感染予防策を実践します（表2）。

表1　感染症法施行令第11条より健康診断を実施する施設

施設の種類	施設例
刑事施設	刑務所・少年刑務所・拘置所
社会福祉施設	特別養護老人ホーム・軽費老人ホーム・身体障害者更生施設・知的障害者福祉ホームなど

（文献2より一部改変）

表2　高齢者施設における結核感染防止のポイント

- 入所時に胸部レントゲンを撮影し記録する。
- 入所者も年に1回は胸部レントゲンを撮影する。
- 職員、入所者共に長引く咳がある場合は、胸部レントゲン撮影と喀痰検査を積極的に実施。
- 呼吸器症状がないが体重が減る、元気がない、食欲がないなどの高齢者は、胸部レントゲン撮影と喀痰検査を実施する。
- 疑いから個室隔離を実施し、職員は N95マスクを装着して入室する。
- 隔離のための個室は、個別空調の部屋を選び、窓を開け換気を心がける。
- 保健所との連携。

（文献2より改変）

入所者・職員の対策

　入所時には、結核の既往の有無を確認しますが、感染性がないと判断された陳旧性や治療中の高齢者へサービスを断ることはありません。しかし、早期発見のために既往歴がある入所者は特に呼吸器症状の観察を強化します。また、結核の疑いや咳エチケットを目的として入所者へサージカルマスクを装着させるには、時に難しい場合があります。おそらく正しくマスクを装着しながら、日中を過ごすことができる高齢者は少ないと筆者は感じています。インフルエンザの例ですが、マスクを装着すれば鼻や口のあたりを手で触れる回数が増え、時間が経過すれば、マスクを顎にかけてお茶を飲み、そのうちマスクを外してテーブルに置かれてしまいます。入所者の介護度や認知症の有無を考慮しながら、可能であればマスクを装着することとし、むしろ他の入所者と接触しないような工夫を考えた方がよいでしょう。高齢者だけでなく職員においても早期発見が重要であり、施設内で入所者や職員へ感染拡大をすることがないよう日頃から健康管理に努めます。2週間以上の咳が出るなどの結核に関する症状がある場合は、速やかに医療機関を受診すること、健康診断は必ず受けること、咳エチケットを遵守することを全職員へ啓発することが重要です。その際、高齢者施設で勤務する職員は、入所者へ結核を拡大させる高危険群であることを理解してもらいます。また、空気感染予防策に必要な N95マスクの装着方法や、着用時に毎回きちんとフィットしているかを確認するユーザーシールチェック、フィットテストを職員対象の研修会で説明し周知することも必要です。高齢者施設においては、多職種が入所者へ関与するためこれらの研修会は、全職種対象が良いと考えられます。

通所者・家族の対策

　高齢者施設では、結核のみならず、あらゆる感染症が持ち込まれ拡大します。その中で

も、通所やショートステイによる感染症の持ち込み防止は重要な課題です。通所サービスの場合は、車などを使って自宅送迎することが多いため、送迎を担当する職員は、利用者に感染症状がある場合は通所サービスを休み、咳が続いているようであれば医療機関へ受診を促すなど家族にお話しすることも重要な感染対策です。また、入所と同様に結核の既往を確認し、日々の健康状態は家族と情報交換ができる体制を整備します。例えば、連絡ノートに職員と家族間で利用者の健康状態について情報を交換し（**図1**、**図2**）、**図3**のように、体重も記録として残すと早期発見に繋げることができます。注意しなければならないのは、通所サービスは入所と異なり、限られたスペースで、数時間過ごすことが多いため、呼吸器症状がある利用者は、他の利用者と席を離すなど平常時から行うことも必要です。また、送迎時の車内においては、可能であれば呼吸器症状をもつ利用者、運転手共にマスクを装着し窓を少し開けるなど換気を心がけるよう指導をします。

図1　施設と家族間で使用する連絡ノートの内容

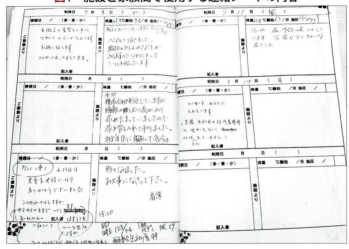

図2　既往歴や現病歴を記載

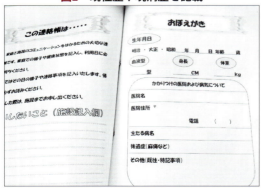

図3　連絡ノート内に記載した体重の経過

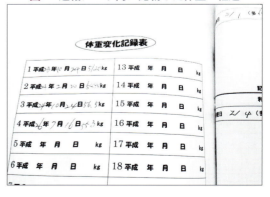

高齢者施設の注意点・配慮点

チームを作る

　高齢者施設では、介護職が入所者のケアにあたるため、介護職感染対策チームの構築を勧めます。同じ職種間で指導することができ、感染対策は仕事の1つとしてより具体的に説明することができます（図4）。また、教育についても介護職から介護職へ企画する研修会の方が、実践的な内容が企画されています。

平常時から人が集まる場所での工夫

　食事やレクリエーションなど日中のほとんどは、食堂など人が集まる場所で過ごす高齢者が多いです。結核だけでなくあらゆる感染症のリスクにならないよう食堂の使い方や工夫をあらかじめ取り決めた方が良いといえます。例えば、発熱や咳などがある入所者は、食堂でなく病室で食事を行い、レクリエーションは他の入所者と2m以上離す、インフルエンザなど流行時期は、食堂のテーブル間を離し、1テーブルの人数を減らすなど工夫が必要です。

隔離の工夫

　結核は、空気感染予防策を実施します。高齢者施設では、隔離は難しいですが空気感染予防策であること、長期間ではないことから個室隔離を実施します。その際、部屋から出てはいけないということが理解できない入所者については、部屋の外に、1名職員を配置し、

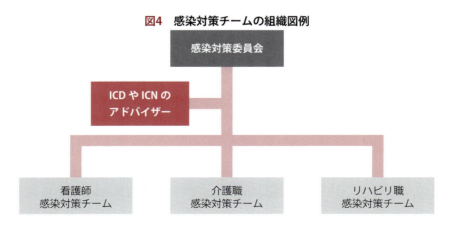

図4　感染対策チームの組織図例

職員が室内へ入るときはN95マスクを装着します。入所者へのサージカルマスクは理解できるかにより判断します。また、個室は陰圧ではないため、個別空調であることと窓を開けるよう指導します。入所者が、部屋から出られないことで不穏になり転倒のリスクが高まることも懸念されるため、見守りを行うなど注意が必要です。

結核患者発生時の対処

　図5のように、発生時の対応をフロー図などで取り決めます。入所者、職員どちらにおいても、保健所と協議できるよう感染対策委員会は接触者検診に必要な情報を整理します。その際、症状はいつからか、どのような処置を何回受け、誰が実施したかなど詳細な情報が必要です。表3は、高齢者施設で記載した接触者リストの例です。発症した入所者は、通所サービスを週に3回程度利用し、咳をしていたのでいつもサージカルマスクを装着していたと職員からのヒアリングで聞き取ることができました。また、呼吸器に関連する処置もなくリスクは低いと思われましたが、送迎サービスを使用していることから、送迎時の職員が接触者検診の対象となりました。

図5　結核発生時の対応策

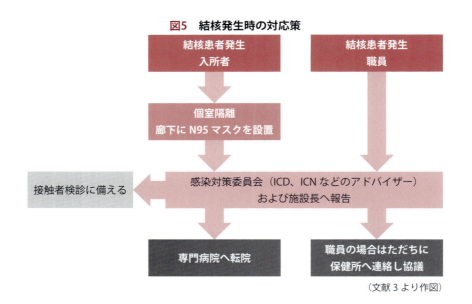

（文献3より作図）

表3 接触者リストの記載例

NO	氏名	性別	生年月日	年齢	病棟	職種	住所連絡先(TEL)	最終ツ反およびQFT		結核病棟勤務歴/結核患者接触歴	最近のXP検診			自覚症状の有無	接触の程度(内容)		備考
								実施日	結果		XP検診実施日	XPの結果	XPを撮った場所		内容	合計時間	
1	A	男	S●,●,●●			管理者／介護職				なし	20●●/●/●	なし	S	なし	トイレ介助5分×21回 歩行介助5分×21回 入浴・更衣介助10分×21回 送迎・移乗介助35分×2回 手作業援助20分×21回 聞き取り10分×21回	19:00	送迎
2	B	女	S×,×,××			准看護師				なし	20××/×/×	なし	S	なし	バイタル測定5分×20回 トイレ介助5分×20回 歩行介助5分×20回 個別トレーニング20分×20回	11:40	
3	C	女	S○,○,○○			看護師				なし	20○○/○/○	なし	S	なし	バイタル測定5分×22回 トイレ介助5分×22回 歩行介助5分×22回 個別トレーニング20分×22回	12:50	
4	D	男	S▲,▲,▲▲			介護職				なし	20▲▲/▲/▲	なし	S	なし	トイレ介助5分×12回 送迎40分×5回 入浴介助10分×12回	6:20	送迎

◈ Reference

1) 厚生労働省：平成26年結核登録者情報調査年報集計結果（概況）. http://www.mhlw.go.jp/bunya/kenkou/kekkaku-kansenshou03/14.html
2) 厚生労働省インフルエンザ等新興再興感染症研究事業「結核の革新的な診断・治療及び対策の強化に関する研究」研究代表者　加藤誠也：結核院内（施設内）感染対策の手引き　平成26年度版. 2014, p23-25　http://www.mhlw.go.jp/file/05-Shingikai-10601000-Daijinkanboukouseikagakuka-Kouseikagakuka/0000046630.pdf
3) 厚生労働省インフルエンザ等新興再興感染症研究事業「結核の革新的な診断・治療及び対策の強化に関する研究」研究代表者　加藤誠也：結核院内（施設内）感染対策の手引き　平成26年度版. 2014, p10　http://www.mhlw.go.jp/file/05-Shingikai-10601000-Daijinkanboukouseikagakuka-Kouseikagakuka/0000046630.pdf

参考文献
4) 厚生労働科学研究（新型インフルエンザ等新興・再興感染症研究事業）「地域における効果的な結核対策の強化に関する研究」　研究代表者　石川信克, 研究分担者　阿彦忠之：感染症法に基づく結核の接触者健康診断の手引き（改訂第5版）. http://www.jata.or.jp/rit/rj/2014.3sessyokusya1.pdf

12 クリニック・診療所の対策

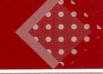

武内健一

はじめに

　大都会の大病院であろうとも、一地方の地域密着型の小さな医療機関であろうとも、結核の患者がたくさん訪れる病院であろうとも、おそらく今まで結核の患者を診察したことがないクリニック・診療所でも結核感染対策に関する考え方は基本的には同じです。

クリニック・診療所でのリスク因子

サンフランシスコ消防局でのお話。スタートはここから

　1990年後半にAIDSの勉強のためにサンフランシスコへ行きました。当時、日本では宇宙服のような物を身に着けて患者に接することが推奨されていました。しかし、米国では一般の患者と全く同じ対応がなされており、それにショックと驚きを覚えたことを思い出します。

　その際、消防局を訪れた時のお話です。何重ものセキュリティを通過した所に指令室があり医師が常勤しておりました。その医師のお話。「生まれてこの方一歩も自宅を出たことのない老人が救急車を要請した場合でも、隊員には必ず手袋着用を義務づけている。手袋、手袋、手袋。絶対大丈夫ということはあり得ない。」という徹底ぶりでした。

　ひるがえって、これを結核に当てはめてみます。結核がない、ということは絶対にない、ということになります。必ず、あります。スタートはここからだと思います。

自身が肺結核？

　恥ずかしながら筆者は30歳の時に肺結核を患いました。当時でさえも結核はあり得ない過去の病気と思っていました。自身が結核？　それからあわてて分厚い結核の教科書を真面目に3回読みました。結核体験者の筆者がお話しするのですから説得力はあります。

筆者の持論をこれから展開します。

その前に

　医療機関関係者が結核を発病していては困ります。必ず、健康診断を受けてください。特に、医師の受診率が低い傾向にあります。皮膚科だから耳鼻・咽喉科だから眼科だから精神科だから不要ということはありません。どの科の医師でも必ず胸部 X 線写真の撮影が必要です。

結核の感染と発病は全く異なる

　不幸にも結核菌に感染したとしても必ず発病するわけではありません。おそらく、生涯の中で結核を発病する人は10人に1～2人であろう、と昔からいわれています。

結核菌に感染したのでは？

　つい数年前まで、結核菌に感染したかどうかを判断する方法としてはツベルクリン反応しかありませんでした。しかし、最近は IGRA(インターフェロン γ 遊離測定法)❶という新しい手法が取り入れられてきました。採血だけで済み、かなりの高い確率で判断してくれます。この検査で陰性であれば結核菌にはほぼ未感染と考えます。

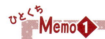

ひとくち Memo❶

IGRA(インターフェロン γ 遊離測定法)
　今のところクォンティフェロン®TB ゴールドと T-スポット®.*TB* があります。筆者個人的にはクォンティフェロン®TB ゴールドを使用しています。

今からでも遅くはありません。

　したがって、クリニックや診療所に勤務するスタッフを対象に、もちろん医師も含めてこの IGRA を行い感染の有無を調べておくことが大切です。後々、役立つことがあるからです。

さらに大切なこと

　結核を発病した患者に責任はありません。患者を責めたりはしないでください。悪いの

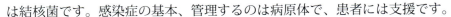

は結核菌です。感染症の基本、管理するのは病原体で、患者には支援です。

　さあ、これらのことを念頭に対策を考えて行きましょう。けっして怖がることはありません。

結核の患者はまだ『ゼロ』ではない、という現実

　確かに結核の患者は相当少なくはなってきていますが『0』ではありません。しかも、高齢・超高齢者に多い傾向があります。明日にもクリニックや診療所を受診されるかもしれません。しかも、全く呼吸器症状もなく。

結核（疑い）の早期発見

長引く咳に要注意…

　もちろん2週間以上も長引く咳には要注意ですが、最近元気がない、食欲が落ちてきた、朝起きるのがつらい、痩せてきたなどが発見のきっかけになることもたびたびです。そのような方には何かがあるのではないかと疑うことが必要です。

がん探知犬

　最近、犬に匂いをかがせてがんの診断をしようという試みもあるようですが、ここで力を発揮するのが皆さん、クリニックや診療所で普段から患者と極めて近い存在のスタッフの勘です。何か普段とは違う、おかしいと感じる感性が診断の手掛かりになるのです。いわゆる直観力です。

　また、患者自身もそうですが、付き添ってきた方も医師の前ではなかなか話ができなくなり、思っていることの十分の一も話せずに診察室を出ることになりがちです。看護師やスタッフの皆さんに思わず本音が出てしまう、ということもたびたびだと思います。

糖尿病・腎臓病・お酒をやめられない方など

　特にお酒をたくさん飲まれる方への対応には苦慮します。どうしようもないこともたびたびです。このような方々は結核を発病する危険性が高いといわれています。他に人工透析を受けている方、胃を切除した方、やせ過ぎの方、病気の治療目的にステロイドホルモン剤や免疫抑制剤を投与されている方、あるいはある種の膠原病で治療（生物学的製剤❷など）をされている方、このような方々には普段から何気なく注意をしながら接してくだ

さい。それから、最近東南アジア方面などから来日し、呼吸器症状などのある若者にも気配りをお願いします。

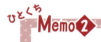

生物学的製剤

インフリキシマブ（レミケード®）、エタネルセプト（エンブレル®）、
アダリムマブ（ヒュミラ®）、トシリズマブ（アクテムラ®）など

おかしい、普段と違うと思ったら…

呼吸器の症状のない方もいる、とはいうものの、よくお話を聞きますと軽い咳や痰はあるものです。その時はすぐ医師に報告していただくようにと患者にお伝えください。患者にはマスクの着用をお願いしましょう。

結核患者発生時の対処

N95ではなくサージカルマスクです

結核といいますと反射的にN95マスクという答えが返ってきますが、患者に着用してもらうのはサージカルマスクです。明らかに排菌している結核の患者と面と向かって対応せざるを得ない状況ではもちろんN95マスクが必須です。N95マスクをお飾りのようにぶら下げている光景をたまに見ますが滑稽に見えてしかたがありません。

おまけ、N95マスク着用のコツ

マスクがしっかりフィットしているかを確認するフィットテスト（サッカリンテスト）というのがあります。いちいちそれをしていたのでは仕事になりません。マスクを口にあて3回呼吸をして息苦しいと感じるくらいにゴムを強く張ってください。ゴムの痕がしばらくの間顔から消えないで困る（美容には影響はありません）これがコツです。最近は性能がかなり上がったようです。呼吸の楽なマスクも出てきています。

結核の診断

これは別項目に譲りますが結核は全身の病気です。しかし、やはり一番多いのは肺結核です。喀痰検査が基本です。検査法もかなり進歩しています。診断までの時間も驚くほど

短くなりました。とはいってもゴールド・スタンダード（最も標準的な）は昔から行われて来ている喀痰の塗抹・培養検査です。

医師から喀痰検査の指示が出てもいざとなるとなかなか出ないのが喀痰です。その時は蓋付きの広口容器（何でも結構です）を持参してもらい、家で採痰してもらいます。それぞれ3日間喀痰を届けて貰っても良いですし、3日間ほど1つの容器に喀痰をためてもらい、それを届けてもらっても結構です。その際、容器の保存は冷蔵庫、決してお日様にあてないこと、この2点を注意してください。

結核という診断が確定した場合

ここからは医師が活躍する番です。結核を診断した医師は直ちに保健所に届ける義務があります。怠ると罰金刑が待っています。わが国ではこれまで罰金刑が下された例が1例あったそうです。

保健所との連携

国の方針により保健所が責任を持って結核患者を診てゆくことになりました。患者の治療方針などはもちろんのこと、クリニック・診療所のスタッフに対する対応など、保健所の担当者と連携を密にしてすすめる必要があります。患者の呼吸器症状（咳や痰の程度など）あるいは行動範囲などが大切な情報となります。

結核患者の来院後対処

接触者検診

保健所では患者の症状、排菌状況、罹病期間などから患者の周囲の方々に結核菌を感染させていないかどうかを判断するために検診を行います。これを接触者検診といいます。これはあくまでも保健所の判断です。必ず従ってください。前述した IGRA を用いたり、場合によっては胸部 X 線写真撮影などがあります。保健所の判断で接触者検診は不要と判断された場合、クリニック・診療所の医師の判断で接触者検診、ということも考えられますが、そこまではしなくとも良いと思います。

結核患者その後の対応

患者は保健所の指導により適切な医療機関へ転院になると思われます。

昔の結核病棟では患者の使用した食器などは病棟で一次消毒をしてから一般の患者の使用した食器と一緒にして洗浄したり、寝具をホルマリンで燻蒸したりもしていました。にわかには信じがたい話です。さすがに感染経路別感染対策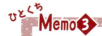が浸透してきた今ではあり得ない話です。したがって、患者が居た場所を消毒するとかクリニック・診療所をすべて消毒するなどということは不要です。結核は空気感染ですから。

　あるいは治療1〜2ヵ月後、結核の治療継続のため自院へ逆紹介されるケースもあるかも知れません。一般の患者と全く同じですので差別なく対応してください。感染症の基本、病原体は管理、患者には支援ですから。

ひとくち Memo❸

感染経路別感染対策

　経口、接触、飛沫、空気感染などがあり、結核は空気感染の代表です。ちなみにインフルエンザは飛沫感染です。

おわりに

　以上、肺結核を体験した者として対策を述べました。

　筆者は、結核こそ一般総合病院でしかも外来で、というのが持論です。他科の医師の方々の力を借りて診なければならないような多くの合併症を抱えた患者が多いからです。
また、結核と宣告された瞬間に人生の方向転換を迫られるような事態を招くこともあるからです。

　結核菌が肺の奥深く入り込み、感染が成立するまでは、身体の数々の防御機構をくぐり抜けなければなりません。結核菌にとって肺の細気管支や肺胞まで到達することは奇跡的なことかも知れません。裏を返せば、結核菌をたとえ吸い込んだとしても、そう簡単に感染が成立するわけではない、ということです。

　したがって、いたずらに結核の感染を怖がる必要はありません。

　ただ、マスク、マスク、マスクあるのみです。

13 入院時・転院時の対策

 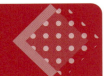

俣木陽子

入院時の検査

検査の対象者

　神戸市立医療センター西市民病院（当院）では、咳が続いている患者、発熱主訴の患者、救急外来からの入院患者に対しては、胸部 X 線検査を行い、異常があれば喀痰検査を実施しています。他の施設では、チェックリストを用いてすべての新規入院患者に加え、長時間外来に滞在する患者まで対象を広げて検査を実施しているところもあります[1]。結核院内（施設内）感染対策の手引きでは、結核の発生が特に多い地域においては、すべての入院予定患者に胸部 X 線検査を行うことを考慮して良い[2]とあり、地域の状況に合わせて判断します。そして、画像上肺に空洞病変があれば相対的に感染性が高いため、結核が疑わしい症例では、CT 検査で陰影を分析することが有用です❶。また、咳はなくても、微熱、倦怠感、体重減少などの全身症状がある場合は、結核を視野に検査を進めていくことが大切です。

> **ひとくち Memo❶**
> 　喉頭・気管・気管支結核では胸部 X 線検査で異常を示さないことがあるため、激しい咳が続く場合には喀痰検査を行い、CT 検査も考慮します。
> 　発病リスクの高い患者については、定期的に胸部 X 線検査を行い、経時的変化を見ていくことで早期発見・早期治療に繋げています。

結核菌検査

　結核の診断は結核菌を証明することが基本のため、喀痰検査は抗酸菌塗抹検査を3日間連続で行い、塗抹陽性なら排菌量が多いと推定されるため、ただちに核酸増幅法検査で菌の同定を行います。培養検査は時間がかかりますが、菌の生死が確認でき、薬剤の感受性も判明するため、治療に関する重要な情報を得ることができます。また、良好な喀痰❷が

表1 喀痰の肉眼的品質評価（Miller&Jones分類）

M1	唾液、完全な粘性痰
M2	粘性痰の中に膿性痰が少量含まれる
P1	膿性痰で膿性部分が1/3以下
P2	膿性痰で膿性部分が1/3〜2/3
P3	膿性痰で膿性部分が2/3以上

（文献3より翻訳）

採取できなければ結核菌を検出できないため、喀痰検査結果に肉眼的品質評価のMiller&Jones分類を表記しておくと判断しやすくなります（表1）[3]。全く喀痰が出ない場合は、胃液を採取して塗抹検査を行うことがありますが、菌量は喀痰の場合とは異なり、感染性の指標にはなりません。

ひとくち **Memo❷**

　喀痰が出にくい時は、早朝は比較的喉の奥まで痰が出ているため、起床時の喀痰が採取できるよう検体容器を手渡しておき、来院時に持参してもらうことも考慮します。

転入院時の情報共有

　結核は、感染症法で二類感染症に分類され、喀痰塗抹陽性の場合や、喀痰塗抹陰性でも検査や症状などから感染性が高いと判断した場合は、原則的に結核病床を有する指定医療機関に入院することになります。転入に際しては、患者の身体的情報（既往歴、結核の発病経過、症状、胸部画像所見、喀痰検査結果、治療内容、合併症など）、社会的情報（日常生活状況、服薬行動、飲酒状況、家族構成、支援者、利用している福祉サービス、経済状況など）、精神的情報（病気に対する受け止め、入院などに伴う不安など）を提供します。そして、結核患者の高齢化が進んでいることから、認知機能を含めて入院の継続や治療の完遂に影響を与える事柄については、詳細な情報を提供するよう配慮します❸。

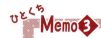

ひとくち **Memo❸**

　転入先で菌が培養できないことも考慮して、自施設で実施した培養検査は患者が退院しても継続し、薬剤感受性などの情報が提供できるようにしておきます。

施設間の連携

　指定医療機関の結核病床数は限られているため、病室の確保の面から、必ず前もって連絡してスムーズに転入できるよう調整する必要があります。当院では、主治医より電話で指定医療機関の担当医師に一報を入れて状況を確認し、詳細については地域医療在宅支援室を通じて連絡を行っています。また、抗結核薬の服薬期間は半年もしくはそれ以上で、退院後には地域に戻って外来治療を継続することが多いため、神戸市では医療機関が変わっても引き続き標準的な治療が継続できるよう2011年より地域連携クリニカルパスを運用して連携しています◆。

ひとくちMemo❹

　患者の移送に際しては、公共交通手段ではなく、家族と一緒に自家用車を利用してもらうよう説明していますが、独居で支援者がいない場合は専門の介護タクシーを手配することもあります。患者にはマスク、同乗者には N95マスクの着用が必要となります。

Reference

1)　林　泉，和田靖之，富永健司ほか：院内肺結核感染対策におけるチェックリストの有用性の検討．環境感染誌 27：273-277，2012
2)　厚生労働省インフルエンザ等新興復興感染症研究事業「結核の革新的な診断・治療及び対策の強化に関する研究」研究代表者　加藤誠也：結核院内（施設内）感染対策の手引き　平成26年度版．2014，p8-9　http://www.mhlw.go.jp/file/05-Shingikai-10601000-Daijinkanboukouseikagakuka-Kouseikagakuka/0000046630.pdf
3)　Miller DL：A Study of Techniques for the Examination of Sputum in a Field Survey of Chronic Bronchitis．Am Rev Respir Dis 88：473-483，1963

14 外国人の来院・入院時の対策

下内　昭

外国人のリスク因子

外国人*結核の発生動向

新登録結核患者に占める外国人割合

　日本の新登録結核患者に占める外国人患者割合は年々増加しています。2014年には、全年齢で5.8％ですが、20～29歳では44.1％にまで達しました（**図1**）[1]。国別では、アジアの結核高蔓延の国々からが中心で、中国、フィリピンが多く、両国で50％を超えており、その後はベトナム、ネパール、韓国、インドネシアなどが続きます（**表1**）[2,3]。

外国人患者の特性

　年齢別では、15～49歳が86％を占め、高齢者が大半である日本人患者と大きく異なります。それは途上国では若年者の発病者が多いことと、留学や研修で若年者が日本に滞在する機会が多いためと考えられ、入国後5年以内の患者が40.6％を占めています。年齢別職業別患者数では15～29歳は、大学生、日本語学校生が多く、30～49歳は技能実習研修生を含む常用勤労者が多く、50歳以上は無職が多い状況です。現在の経済環境では、今

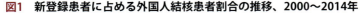

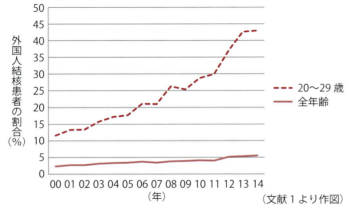

図1　**新登録患者に占める外国人結核患者割合の推移、2000～2014年**

（文献1より作図）

表1　外国生まれ結核患者割合、出生国別、2013年（n＝1,064）

出生国	2013年 新登録結核患者 に占める割合（%）	2013年 各国の結核罹患率 （人口10万対）
中国	27.4	70
フィリピン	24.1	292
ベトナム	6.4	144
ネパール	6.1	156
韓国	5.6	97
インドネシア	5.4	183
タイ	2.5	119
ブラジル	2.2	46
ミャンマー	2.2	373
インド	2.0	171
ペルー	1.5	124
モンゴル	1.3	181
台湾[†]	1.1	49
その他・不明	12.2	

†　Center for Disease Control, Ministry of Health and Welfare, International Conference ： Innovative TB Control Strategies to Reach the Goal of TB Elimination by 2035. Taipei Taiwan, 14 March, 2015のデータより

（文献2, 3より作表）

後とも日本に長期滞在する外国人が増加していくと予想されます[1]。

　注＊　「外国人」の定義：2011年までは外国籍、2012年以降は外国生まれ

外国人の多剤耐性結核[**]

　2007～2009年の日本の新登録肺結核患者15,425人の調査で、多剤耐性率は日本人0.9%に対し、5年以内入国の外国人では7.0%と高く、日本人に比べて外国人は9.5倍、多剤耐性であるリスクが高いという報告がありました[4]。これは、それぞれの出身国の多剤耐性率が高いためです。したがって、外国人結核では多剤耐性率が高いことを念頭において診断や治療にあたる必要があります。なお、菌の遺伝子調査により、今のところ、外国人患者のほとんどが出身国で感染を受けた菌によって発病していると考えられています[2]。

　注＊＊　多剤耐性結核：ヒドラジドとリファンピシンに耐性の結核

地域別の発生状況

　2014年都道府県別外国生まれ患者数が最も多かったのは東京都で260人、次いで神奈川県137人、愛知県99人、埼玉県80人、千葉県及び大阪府がそれぞれ57人でした。また、外国人患者割合が最も高かったのは三重県で14.8%、次いで東京都10.3%、富山県9.9%、岐阜県8.8%、群馬県8.3%でした[5]。外国人が多い地域では、当然、結核患者が受診する

可能性が高いでしょう❸。

外国人結核患者の治療成績とその背景

　2006〜2011年大阪市の20〜30歳代新登録肺結核患者の外国人（n＝111）と日本人（n＝190）を比べると、それぞれ治療脱落中断率は10.8％、3.7％、転出率は18.9％（国外10.7％、国内8.2％）、5.3％と、ともに外国人の方が高いことが分かりました。とくに来日5年未満や日本語が日常会話レベル以下の場合に、中断率も国外転出率も高い傾向がありました。言語の問題を含めたコミュニケーションの困難さが一因と考えられます[6)]。

ひとくち Memo❶

外国人の高い結核健診発見率

　2011〜2013年の大阪市の調査によると、アジア（主に中国、韓国、ベトナム）からの日本語学校生の結核健診による患者発見率は0.4％（19/4829）と非常に高く、ハイリスクグループといえます（津田侑子，松本健二，小向　潤ほか：大阪市における日本語学校に在籍する外国出生者に対する結核健診. 結核 90：677-682, 2015）。したがって呼吸器症状が長引いている場合には、いつも結核の可能性を考える必要があります。

ひとくち Memo❷

アジア諸国の高い多剤耐性率

　WHO の推計によれば2014年の日本の多剤耐性率は初回治療0.7％、再治療9.8％ でした。一方、アジア諸国の多剤耐性率は初回治療、再治療はそれぞれ中国（5.7％、26％）、フィリピン（2％、21％）、ベトナム（4％、23％）、ネパール（2.2％、15％）、韓国（2.7％、14％）、インドネシア（1.9％、12％）など、いずれの国も多剤耐性率が日本よりかなり高い状況です。（資料　WHO：Global tuberculosis report 2015　country profile. http://apps.who.int/iris/bitstream/10665/191102/1/9789241565059_eng.pdf よりダウンロード）

ひとくち Memo❸

都道府県別在留外国人数

　2014年末の在留外国人数が10万人を超えている都道府県は多い方から、東京（430,658）、大阪（204,347）、愛知（200,673）、神奈川（171,258）、埼玉（130,092）、千葉（113,811）でした。人口が多いほど、外国人結核患者が多いことが明らかです。（法務省：報道発表資料. http://www.moj.go.jp/nyuukokukanri/kouhou/nyuukokukanri04_00057.html）

結核の早期発見

　結核を早期発見するためには、結核罹患率が高いハイリスクグループすなわち高齢者や外国人に対しては、症状がなくても積極的に健康診断として胸部Ｘ線検査を行い、さらに結核にみられる症状があるときには、必ず胸部Ｘ線検査および喀痰による菌検査を実施すべきです。

入院患者・介護施設利用者に対する健康診断

　結核蔓延国からの外国人が入院する場合は、受診する科に関わらず、呼吸器症状がなくても、入院時の必須検査に胸部Ｘ線検査を含むべきです。また外国人の介護施設利用者はまだ少ないですが、入所者は全員、毎年1回、定期健康診断（定期健診）；胸部Ｘ線検査を実施することになっています[7]。また、デイサービスなどの通所者については義務ではありませんが、同じく1年に1回は定期健診を実施すべきです。なお、施設が直接健診を実施しない場合は、居住する市町村の定期健診を受けることができます。さらに、入所者、通所者について、結核によく見られる症状（後述）が長く続く場合には、随時、医療機関を受診することが重要です。

症状を有するときの医療機関受診

　結核によく見られる症状は、咳、痰、血痰、熱、胸痛、息苦しさ、全身倦怠、体重減少などです。これらの症状が2週間以上続くなど、長引いていればいるほど、結核である可能性が高くなります。血痰がある場合は最初から結核を疑うべきです。外国人の場合は、同じ症状でも日本人よりも結核である可能性が高いので、胸部Ｘ線検査と喀痰による菌検査（抗酸菌塗抹、培養および核酸増幅法）を実施するのが基本です。ちなみに途上国では、2週間以上咳をしている場合は平均で10％が塗抹陽性肺結核です。また、結核患者にはHIV（Human Immunodeficiency Virus）検査を実施することを勧めます。特にタイ、ミャンマー、ブラジルの結核患者は、各国とも10％程度がHIVを合併しています。

結核患者発見時の対処

　外国人は治療途中で母国へ帰国した場合、治療を中断するおそれが高くなるので、できるだけ国内で治療を完了することが重要です。さらに国内でも治療の脱落中断を防ぐため、

後述する医療通訳の積極的導入、直接服薬確認療法（DOTS）の徹底など、患者支援・服薬支援の充実が必要です。また、滞在ビザの在留許可期間が過ぎて、不法滞在になっている場合もあります。その時でも、治療中断や、行方不明になった場合には本人の容態が悪くなるだけでなく、感染を拡大させるおそれがあるので、確実に治療を完了させることを最重要視する必要があります[8,9]。そのために適切な対応をとれるよう管轄の保健所と相談をしてください。なお、結核発生届や結核患者医療費公費負担申請書を保健所に提出した時点より、患者が登録された保健所との連携が容易になります。

言葉の問題への対処[10]

　患者が日本語を理解できない時には、結核について理解できる資料および通訳の提供が必要です。通常、家族、親戚、友人、職場の同僚など個別の通訳者（以下、個別通訳）が同伴し通訳をしても、結核についての理解がなければ正しい知識は伝わりません。また、患者が日本語を日常会話レベル以上に理解できても、医療用語などを含め、病状・治療の必要性などを母国語と同等に理解するのが困難な場合もあります。

結核に関する各国語のパンフレットの利用

　結核の正しい知識を提供するためには、まず各国語のパンフレット利用をお勧めします。例えば、公益財団法人結核予防会結核研究所のホームページ[11]に掲載されている「結核?! でも心配しないで」（図2）は、よく情報が整理されており、使いやすいので、前もって資料を手にいれておくのが良いでしょう。PDFファイル資料はすべて無料でダウンロードできます。感染と発病の違い、接触者健診の必要性、結核の治療および公費負担制度などについて、日本語、英語、中国語、韓国語、フィリピン語、インドネシア語、モンゴル語、ポルトガル語版があります。その他の資料については、各自治体や保健所でも準備されている場合もありますので、問い合わせてください。

通訳の利用

　患者の治療を完遂し、接触者健診を関係者の理解を得て実施するためには、積極的に医療通訳◆を利用し、丁寧に説明を行うことが重要です。患者に対して、パンフレットやその他の文書を用いながら説明すると、より効果的です。個別通訳が同伴していても、あるいは患者本人が日本語を理解しているようであっても、積極的に医療通訳（結核に関する研修を受けており、また職務上知り得た情報はすべて個人情報保護の観点から守秘義務があることを理解している第三者の通訳者）を導入する方が確実に情報が伝わります。また、

図2　結核予防会のパンフレット「結核?! でも心配しないで」の項目

1　どうして結核になったのでしょう
　1.1　結核は結核菌を吸い込むことで起こる感染症
　1.2　免疫が弱った時、発病しやすい
　1.3　感染しても、発病するとは限らない
2　あなたの周囲の人たちの健康は？
　2.1　あなたは感染源になっているかも
　2.2　家族の健診から始めましょう
　2.3　健診の内容
　2.4　結核の感染が疑われたら
3　保健所は結核相談の窓口です
　3.1　保健師がご相談をお受けします
　3.2　治療費の公費負担
4　一番大切な結核の治療
　4.1　複数の薬を6ヶ月から9ヶ月服薬
　4.2　薬の副作用には十分注意を
　4.3　DOTS
　4.4　軽症の人が中断しやすい？
　4.5　毎日のみ続ける自分を想像する
　4.6　服薬手帳

日本語、英語、中国語、韓国語、フィリピン語、インドネシア語、モンゴル語、ポルトガル語版がある。

接触者健診の対象者を患者本人から聞き取る場合、利害関係の可能性のある個別通訳が同席すると、患者が接触者に関する情報を保健担当者に伝えないおそれもあります。そのような時には、個別通訳を交えず医療通訳だけで面接することも必要です。

なお、日本語をほとんど理解できず、通訳者との面接の予約を取ることも困難な時には、電話通訳（上記医療通訳の条件を満たし、電話を利用して行う通訳）を用いて三者（患者、保健担当者、通訳）が確実に面接できるよう調整します。医療通訳、電話通訳の利用などについては、近くの自治体や保健所にお聞きください。

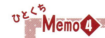

医療通訳の役割

　医療通訳の役割は、医療場面において、異なる言語や文化を持つ医療従事者と外国人患者の間に入り、意思疎通を成立させることです。治療をする専門家である医療従事者と治療を受ける外国人患者の間には、言語、属している文化・社会などの違いや知識、理解の差などがあります。医療通訳は、言葉の媒介者として、時には文化の仲介者として、異なる文化や立場の人たちの間に入り、対話コミュニケーションをつなぎます。
（多文化共生センターきょうと：医療通訳. https://www.tabunkakyoto.org/ より改変）

Reference

1) 結核研究所疫学情報センター：結核年報2014（1）結核発生動向概況・外国生まれ結核. 結核 91：83-90，2016
2) 結核研究所疫学情報センター：結核年報2013（1）結核発生動向概況・外国生まれ結核. 結核 90：437-443，2015
3) WHO：World Health Statistics 2015. http://www.who.int/gho/publications/world_health_statistics/en/
4) 大森正子，下内　昭，伊藤邦彦ほか：結核サーベイランス情報からみた薬剤耐性結核患者の背景. 結核 87：357-365，2012
5) 結核研究所疫学情報センター：結核対策活動評価図2014年. http://www.jata.or.jp/rit/ekigaku/info/hyouka/
6) 津田侑子，松本健二，小向　潤ほか：外国人肺結核の治療成績と背景因子の検討. 結核 90：387-393，2015
7) 感染症の予防及び感染症の患者に対する医療に関する法律　第九章結核（定期の健康診断）　第53条の2
8) 感染症の予防及び感染症の患者に対する医療に関する法律　第一章総則（目的）　第1条
9) 行旅病人及行旅死亡人取扱法　第2条行旅病人ハ其ノ所在地市町村之ヲ救護スヘシ
10) 小向　潤，下内　昭：外国人結核対策マニュアル. 厚生労働科学研究費　新興・再興感染症に対する革新的医薬品等開発推進研究事業　多剤耐性結核の分子疫学的解析，診断・治療法の開発に関する研究　平成26年度　委託業務成果報告書（業務主任者　服部俊夫），2015，p54-78
11) 公益財団法人結核予防会結核研究所：資料（外国人結核）stop TB by dots「結核?! でも心配しないで」，2015.8.18 閲覧 http://www.jata.or.jp/rit/rj/TB2008/start.html

MEMO

結核対策における
コミュニケーション

01 患者・家族への啓発方法

俣木陽子

◆ 咳エチケット

　咳やくしゃみなどの症状がある場合は、結核に限らず、呼吸器感染症に罹患している可能性があるため、「うつさない」ための予防策である「咳エチケット」❶を守る必要があります。これは個人でできる対策で、医療機関だけでなく会社や学校、駅などでもポスターを見かけ、地域社会での取り組みが広がっています。神戸市立医療センター西市民病院（当院）では、看護部の委員会で毎年ポスターを作成することで、指導するスタッフの意識づけもしています。その他、玄関にマスクの自動販売機と手指消毒薬を設置（図1）したり、診察案内情報ディスプレイや院内放送で呼び掛けたりしています。また、症状のある方にすぐにマスクを渡すことができるよう受付にも準備して、視覚や聴覚に訴えて啓発します。

> **ひとくち Memo❶**
>
> 　咳エチケットとは、標準予防策の1つの要素で、咳やくしゃみをハンカチや腕、マスクなどで覆うことで、飛沫が飛散しないようにすること、そして、ハンカチなどで拭ったあとは手指衛生を行う対策のことです。
> 　毎年9月24日〜30日は結核予防週間で、自治体や保健所などで普及活動が行われていますが、医療機関でも結核予防週間ポスターを一緒に掲示して視覚的にアプローチすることができます。

◆ 受診行動へのアプローチ

　結核は初期症状が軽いため風邪と思い込んだり、仕事や経済面などからつい我慢したりと発病を見逃してしまうことがあります。2014年の統計では、肺結核の有症状者の18.8％に受診の遅れ（症状発現から受診までに2ヵ月以上）を認め、30〜59歳の働き盛りでは有症状喀痰塗抹陽性者の38.0％は受診が遅れています[1]。このように受診の遅れは、周

図1　病院入口（ポスター拡大）

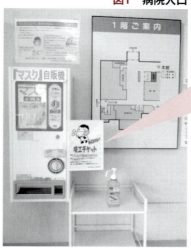
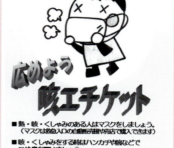

囲への感染を拡大させることに繋がるため、早期に受診行動をとるための啓発活動が必要です。自治体や保健所などでは、結核の知識の普及に重点を置いた健康教育を行っており、医療機関では、市民公開講座、糖尿病教室や禁煙教室などでの指導やハイリスク集団への早めの受診行動を呼びかけています。また、地域住民に対する健康増進と教育の場である「まちの保健室」などで啓発を進めていくことも1つの方法です。

こころのケアに配慮しながら支援する

　患者は、結核と診断されたことでショックを受け、気持ちの準備ができないまま入院となることで、不安や混乱した気持ちを抱えています。これらを少しでも和らげることができるよう、まず患者や家族の思いを聞くことから始めます。より良い人間関係を築いていくためには、患者の思いを受け止めて、一緒に考えていく姿勢が大切です。それから、結核のイメージや疑問点について確認しながら、病気のこと、治療のことを丁寧に説明します。その際には、説明が過剰になりすぎないよう、患者や家族の反応を見ながら行うことも必要です。また、医療者によって説明する内容が変わることがないようパンフレット（図2）[2]などを用いて、曖昧な伝え方はせず、医療者間で引き継ぎをしながら進めます。

　家族への対応については、同居している場合などは感染を受けている可能性がありますが、咳や痰などの症状がなければ行動制限は不要であること、保健所から接触者健診に関する話があることを伝え、医療関係者と保健師が連携してサポートすることを説明しておきます❷。ただ、乳幼児や小児の発症数は少ないですが重症化しやすく注意が必要となるため、家族構成を押さえて指導することが必要です。

図2　患者向けパンフレットと医療者用パンフレット

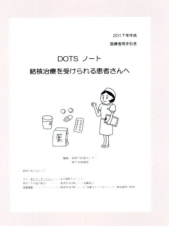

（文献2より）

　　結核の症状として咳がある場合は、ない場合に比べて感染リスクが高く[3]、職場の同僚や友人など同じ空間を長時間共有した接触者の情報を保健師に伝えるよう家族に指導します。

　確実な服薬の継続がカギ

　結核の治療で一番大切なことは治療を完遂することです。入院直後から服薬支援が開始されますが、長い服薬期間のうちには、症状の改善や服薬の負担などから不規則な服用や中断する患者もいます。全国の保健所へのアンケート調査によると、治療中断の要因は、副作用を含む診断治療に関する不信感や思い込みが約3分の2を占めています[4]。このことから、患者の理解力に合わせて思い込みを払拭できるよう繰り返し説明することや、副作用に対して適切に対応することが重要となります❸。そして、服薬できなかったことも伝えられるよう、普段から相手の思いを引き出す会話に心がけ、服薬がつらいときは病院や保健所、薬局などで相談して一緒に考えることが大切であることを伝えておきます。また、患者を取り巻く家族や友人、福祉関係者などと連携して見守ることが必要です。

Memo③ ひとくち

入院中に、退院後の服薬支援方法について、主治医、担当看護師、保健師、必要に応じて社会福祉士を交えてカンファレンスを行い、服薬中断のリスクに合わせて支援方法を決定しています。

海外ではモバイルを活用した結核対策が紹介されていて、服薬支援への応用が期待されています。国内では「飲みきるミカタ」という服薬アプリが作成され、一部の保健所で試用し、患者と支援者がさらに使いやすくなるよう改修が計画されています。

保健指導について

　バランスの良い食事や適度な運動、禁煙などの生活習慣の改善に繋げる保健指導はとても大切なことですが、そこに意欲や楽しさが伴わないと継続することは難しくなります。患者の生活背景や趣味などを生かしながら、身近にできることを見つけて指導することや、目標を持てるように支援することが大切です。また、栄養士、理学療法士、薬剤師、臨床心理士など患者の状況に合わせて職種を編成し関わっていくことが必要です。そして、医療関係者および家族や友人の支援が行動の原動力になることを説明し、患者の取り組みを見守りながら、続けられる環境づくりを支援します。

◆ Reference

1）厚生労働省：平成26年結核登録者情報調査年報集計結果　参考資料 4-1, 10-1, 10-2, 10-3. 2014 http://www.mhlw.go.jp/bunya/kenkou/kekkaku-kansenshou03/dl/14sankou.pdf#page=3
2）神戸市ホームページ：結核. http://www.city.kobe.lg.jp/life/health/infection/tb/
3）Jensen PA, Lambert LA, Iademarco MF et al：Guidelines for Preventing the Transmission of *Mycobacterium tuberculosis* in Health-Care Settings, 2005. MMWR Recomm Rep 54(RR-17)：5-6, 2005
4）伊藤邦彦, 吉山　崇, 永田容子ほか：結核治療中断を防ぐために何が必要か？　結核 83：621-628, 2008

第**3**章

01

患者・家族への啓発方法

02 職員への啓発方法

俣木陽子

結核対策の必要性を分かってもらうことから始める

　結核を発病しやすい高齢者や免疫機能が低下している患者は、どの医療機関にも通院・入院しているため、いつでも発病する危険性を抱えています。一方、医療機関で働く多くの者は結核未感染のため、排菌患者との接触があれば感染が広がる危険性があります。医療従事者の結核罹患率は一般の人より高く、特に女性看護師は一般女性の4.9倍で、潜在性結核感染症（LTBI）は33倍、男性医師では罹患率は一般男性なみですが、LTBIは10.4倍との報告があります[1]。このように、医療機関における結核感染は対岸の火事ではないこと、感染対策の取り組みが重要であることを理解してもらうことが肝心です。

「結核かもしれない…」と疑う眼を持つ

　結核は年間約2万人が新たに発病し、約8割が医療機関の受診で発見されている[1]ことから、思いがけず結核患者と接する機会が出てきます。結核患者を診療する機会が少なければ「風邪」や「疲労」と診断されたり、胸部X線検査など画像が非特異的であれば「肺炎」と診断されたりと結核を見逃してしまい、有症状者の2割が初診から診断まで1ヵ月以上を要しています[2]。したがって、咳が続いている患者はもちろん、高齢者や免疫機能が低下している患者では「結核の兆候は？」と、ちょっとした症状の変化に目を向ける必要があります❶。まずは、結核の感染と発病、ハイリスク集団に関する知識を押さえた勉強会や胸部X線検査などの画像読影会を定期的に行うことが有用です。また、施設の年間の塗抹陽性患者数や接触者健診が必要となった事例をスタッフ間で共有し、実感してもらうことも大切です。

ひとくち Memo❶

看護師が「結核かも…」と感じたら、医師にその可能性を一言伝え、お互い次の行動に進めるようなコミュニケーションが大切です。

飛沫の飛散防止と結核菌の吸入防止

　咳をしている患者にマスクを着用してもらい優先診療することや、医療従事者がN95マスクを装着することは、結核を疑っていないと行動に移すことができません。そして、「知っている」ことを「実践する」ことが大事なため、いつ、誰が、どのように咳をしている患者をトリアージして指導するのか、マスクなどの衛生物品はどこに配置しているのかなど確認しておくことが必要です。また、N95マスクは顔に密着していないと効果がないため、入職時や製品導入時など事前にフィットテスト❷をして顔に合ったものを見つけておきます。毎回正しくN95マスクが装着できているか確認すること（ユーザーシールチェック）を怠ってはいけません。そして、N95マスクの取り扱いや保管などについても取り決めをしておきます。

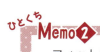

ひとくち Memo❷

　フィットテストは定性と定量（図1）の2種類あり、前者は安価で管理は容易ですが精密な評価は難しく、後者は正確でリアルタイムでの評価ができるものもありますが、測定機器が高価でマスクにアダプターを取り付けるための穴を開ける必要があります。

　神戸市立医療センター西市民病院（当院）では、気管支鏡検査後に結核と判明する症例があることから、結核疑いの有無にかかわらず検査時もN95マスクの装着を推奨しています。

図1　定量フィットテスト

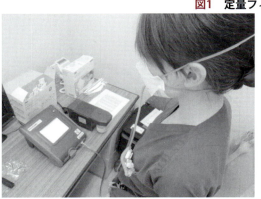
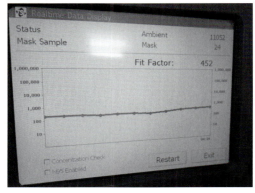

第**3**章

02
職員への啓発方法

健康管理

　医療従事者の中には、つい自身の健康に無頓着になり、定期健診を受けていない者が出てきます。健診のみで結核が発見されるわけではありませんが、医療従事者が結核を発症すると周りへ及ぼす影響が大きいため、互いに声をかけ合い、業務を調整して受診することが必要です。また、長引く咳があっても自ら受診行動をとれていない者があるため、部署／診療科の責任者は、状況を確認して受診を促すなどの対応が求められます[3]。また、当院では、結核と診断される患者が年間数例あることから、雇い入れ時にインターフェロンγ遊離測定法（IGRA）を実施し、接触者健診が必要となった際のベースライン値として活用していますが、結核罹患率は地域差があるため、結核患者発生直後のIGRAの結果をベースラインとして代用している医療機関もあります。

Memo❸
　　感染≠発病であることを理解して、必要以上に恐れることなく職務にあたることが大切です。

Reference

1)　公益財団法人結核予防会：結核の統計2014. 公益財団法人結核予防会，東京，2014，p13-62
2)　厚生労働省：平成26年結核登録者情報調査年報集計結果　参考資料 4-1, 10-1, 10-2, 10-3. 2014 http://www.mhlw.go.jp/bunya/kenkou/kekkaku-kansenshou03/dl/14sankou.pdf#page=3

俣木陽子

　肺結核患者を発見する上で胸部 X 線検査は有力な手がかりとなります。その適切な診断につながる画像読影支援として、専門医や呼吸器内科医へのコンサルテーションがあります。専門医療機関によるコンサルテーションや、地域医療支援病院❶が、検査や画像などの診療情報をオンラインで共有するネットワークを整備して連携するところがあります。神戸市立医療センター西市民病院（当院）では、オンラインネットワークは整備していませんが、呼吸器内科医のオープンカンファレンスなどを活用して、持ち込んだ胸部 X 線画像の読影を行うなどして連携を図っています。他の教育支援の場としては、行政機関、感染防止対策加算算定施設、地域独自の支援ネットワーク、医師会などの講習会や連絡会などがあげられます❷。

ひとくち Memo❶

地域医療支援病院

　病診連携の推進、医療機器の共同利用、救急医療の提供、地域の医療従事者に対する研修を行う役割を持ちます。

ひとくち Memo❷

　感染対策は、医療と介護を巻き込み地域全体で行うことが必要なため、地域で他職種による独自のネットワークが構築されてきています。行政（保健所）と病院が協力してリーダーシップをとっている地域もあれば、病院協議会、NPO 法人、地域の ICD（インフェクションコントロールドクター）や CNIC（感染管理認定看護師）など様々です。

診療体制の配慮

　胸部X線検査で異常陰影があった場合、抗酸菌検査ができない施設では、呼吸器内科医や感染症専門医などがいる一般医療機関へ患者を紹介して精査していますが、紹介状を見るまでは通常の診療体制で他の患者と一緒に待合室にいることになります。咳エチケットや優先診療を行っていても、患者数の多い時間帯に来院することがないようFAXによる紹介予約の体制を整備して、待ち時間の短縮と予約時間や診療の調整が行えるようにしておきます。また、紹介状の有無は初診料の算定に影響するため、患者にも周知しておく必要があります。

地域連携クリニカルパス

　結核の診療経験を持つ医師は減少していることから、どの医療機関でも結核の標準的な医療を受けられるよう各地域で結核の地域連携クリニカルパス❸が作成されています。結核病棟を有する病院、一般の医療機関、保健所の3者が協力して、連携パスというツールを介して連携の輪を広げていく手法です。まずは、罹患率の高い地域から連携パスを導入して、徐々に近隣の医療機関へと拡大してきます。また、高齢者施設入所者は発病リスクが高く、診断の遅れなどにより集団感染事例が認められていることから、施設を含む4者で連携パスを運用しているところもあります。連携パスまでは整備できなくても、地域の

図1　地域連携クリニカルパス用紙

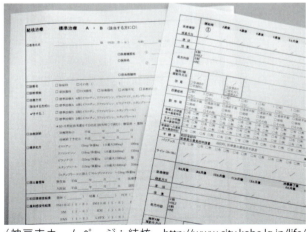

（神戸市ホームページ：結核．http://www.city.kobe.lg.jp/life/health/infection/tb/ より）

施設を支えるネットワークづくりは重要で、結核を疑う基準をもとに一般の医療機関へ紹介する体制を、医療と介護をつなぐ保健所と連携して整備することが大切です。また、患者の受け入れ拒否などもあるため、正しい情報を提供し、患者に不利益がないようにすることも必要です。

ひとくち
Memo ❸

地域連携クリニカルパス用紙（図1）は「結核患者連絡票」を兼ねた様式にすることで、重複記載をなくすことができ簡便になります。

当院では、3区の医師会、連携登録医、訪問看護ステーション、市民病院群が集まる連携のつどいや在宅支援交流会などを開催し、また、院外の地域既存のネットワークに参加して、地域の医療関係者と顔見知りになり、所属している施設の実情を話し合いながら、身近に相談できる関係を築き連携を深めています。

第3章

03
地域の病院との連携

発生時の保健所との連携

松本健二

医療機関や高齢者施設など（以下、施設）で結核患者が発生した場合の対応を以下3つの大きな課題を踏まえて検討します。

- さらなる感染の拡大を防ぐ
- 接触者健診は必要？　―保健所と連携して
- 今後、結核感染のリスクを減らすために

 結核患者発生時の一般的な流れ（図1）

感染拡大への対応

感染性があると考えられる結核（通常、肺結核、気管支結核、喉頭結核など）と診断、あるいは疑った場合、ただちに患者を個室（可能であれば独立換気の陰圧個室）へ転室させる。以後、感染防止対策を十分に実施しつつ、結核専門病院への転院を検討します。

施設内感染対策委員会あるいは感染症の発生時の責任者への報告

結核患者が発生した場合は、診断医師は施設内感染対策委員会などに速やかに報告します。

結核発生届（感染症法第12条）

結核と診断した医師は、保健所に「結核発生届」をただちに届け出ます。

保健所との連携

施設は保健所と連携して、結核患者発生の状況を詳細に分析し、施設内感染の可能性の有無と今後の感染防止対策に関して検討します。
感染リスクを評価するために検討するべき項目を以下に示します（図2）。

❶ 患者の結核診断までの経過：結核菌検査、胸部 X 線あるいは CT 所見、呼吸器症状の
　　あった期間・程度、合併症、治療状況、マスク着用の有無など
❷ 患者がいた場所の広さ、換気状況
❸ 乳幼児や発病リスクの高い患者❶との接触の有無
❹ 感染リスクの高い危険処置❷の有無
❺ 接触者の N95 マスク着用の有無など

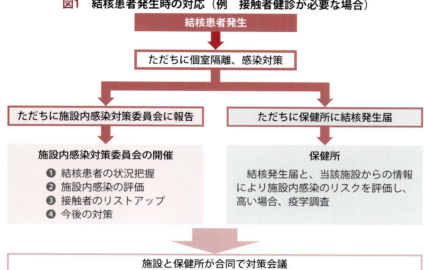

図1　結核患者発生時の対応（例　接触者健診が必要な場合）

結核患者発生

ただちに個室隔離、感染対策

ただちに施設内感染対策委員会に報告

施設内感染対策委員会の開催
❶ 結核患者の状況把握
❷ 施設内感染の評価
❸ 接触者のリストアップ
❹ 今後の対策

ただちに保健所に結核発生届

保健所
　結核発生届と、当該施設からの情報により施設内感染のリスクを評価し、高い場合、疫学調査

施設と保健所が合同で対策会議
❶ 結核診断までの経過－感染性期間の把握、接触者健診の範囲
❷ それぞれの接触者における感染リスクの評価
❸ 接触者健診の時期と内容（胸部 X 線、QFT あるいは T-SPOT など）

接触者健診の実施

図2　接触者健診の必要性の検討─感染リスクの評価

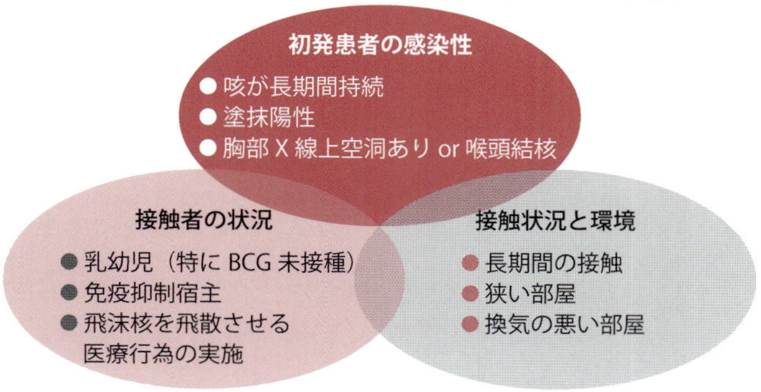

初発患者の感染性
● 咳が長期間持続
● 塗抹陽性
● 胸部 X 線上空洞あり or 喉頭結核

接触者の状況
● 乳幼児（特に BCG 未接種）
● 免疫抑制宿主
● 飛沫核を飛散させる
　医療行為の実施

接触状況と環境
● 長期間の接触
● 狭い部屋
● 換気の悪い部屋

肺結核あるいは気管支結核、喉頭結核が発生した場合、上記の情報について調査し総合的に判断して健診を行うかどうかを決定

　以上の情報などにより、結核感染の可能性を評価し、接触者健診の要否を検討します。接触者健診が必要な場合は接触者リストを作成し、健診の時期、対象者、内容などを保健所と合同で討議します。

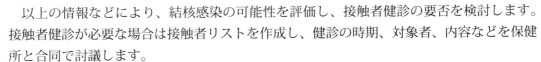

ひとくち Memo❶

発病リスクの高い患者

　HIV 感染、塵肺、低体重、糖尿病、慢性腎不全による血液透析、胃切除、十二指腸回腸吻合術、心不全、頭頸部癌などの患者に加え、副腎皮質ステロイド剤などの免疫抑制効果のある薬剤や TNF-α阻害薬などの生物学的製剤使用の患者が該当します[1]。

ひとくち Memo❷

感染リスクの高い危険処置

　気管吸引、気管挿管、気管支ファイバー検査など、飛沫核を発生させやすい処置のことです[2]。

接触者健診❸

　結核患者が発生し、感染リスクが高い場合、接触者健診を実施します。施設と保健所で協議し、接触者健診の基本方針を決定します。すなわち、胸部 X 線、結核の感染診断❹としてツベルクリン反応（ツ反）・IGRA（Interferon-Gamma Release Assay：クオンティフェロン®TB ゴールドあるいは T- スポット®.*TB*）の実施時期・および対象者の選定を行います。決定以後は随時、担当者間で方針を確認して実施します。

ひとくち Memo❸

接触者健診

　主たる目的の一つは結核に感染している接触者を発見し、発病を抑えるため潜在性結核感染症の治療を行うことです。そのため、接触者の感染リスクを正しく評価し、ツ反や IGRA による感染診断の分析を行い潜在性結核感染症の治療の対象者を決定する必要があります。また、二次患者の早期発見のための経過観察も重要であり、必要な接触者に対し、通常2年間、半年ごとに胸部 X 線を実施します。

ひとくち Memo❹

結核の感染診断

　原則として感染診断は感染曝露の2〜3ヵ月後に行い、IGRA で診断しますが、乳幼児の場合ツベルクリン反応の併用を考慮します[3]。
　なお、新生児を含む乳児、骨髄移植や HIV などの免疫抑制患者を多く扱う施設内での結核発生時は、保健所との連携は緊急性を要します。

施設で結核治療を実施する場合

結核と診断した患者にはできるだけ早く結核治療を開始することが望ましいです。その際は、医療従事者により患者の服薬を直接確認する DOTS 〔Directly Observed Treatment, Short-course、詳細は「第4章　02 直接服薬確認療法（DOTS）」項を参照〕を実施し、薬剤の服用を確実なものにする必要があります。

保健所の役割

施設の結核対策では、保健所の役割を知っておくことはとても役に立ちます。

結核発生届

保健所は結核発生届により患者発生を把握。この結核発生届や施設からの情報により感染リスクを評価し、感染リスクが高い場合、当該施設の疫学調査を実施します。

疫学調査

保健所は疫学調査を実施し、医療機関あるいは施設から結核の初発患者や接触者の感染リスクに関わる情報などを入手します。これらの情報を総合的に検討し、接触者の感染リスクが高い場合、接触者健診を実施します。また、必要に応じて、保健所と施設で合同の対策会議を開催し、施設内感染対策や接触者健診に関して討議します。

接触者健診（図3）

接触者健診の範囲[5][6]、健診の内容（ツ反・IGRA、胸部 X 線）と時期を決め、接触者健診を実施します。接触者健診は原則として、「接触者健診の手引き」[3] に従って実施します。

接触者健診実施後の流れ

接触者健診実施後、健診結果を評価し、健診実施者への対応、他の接触者への健診の拡大、あるいは終了を検討します。

図3　接触者健診の実際─検診が必要になった場合

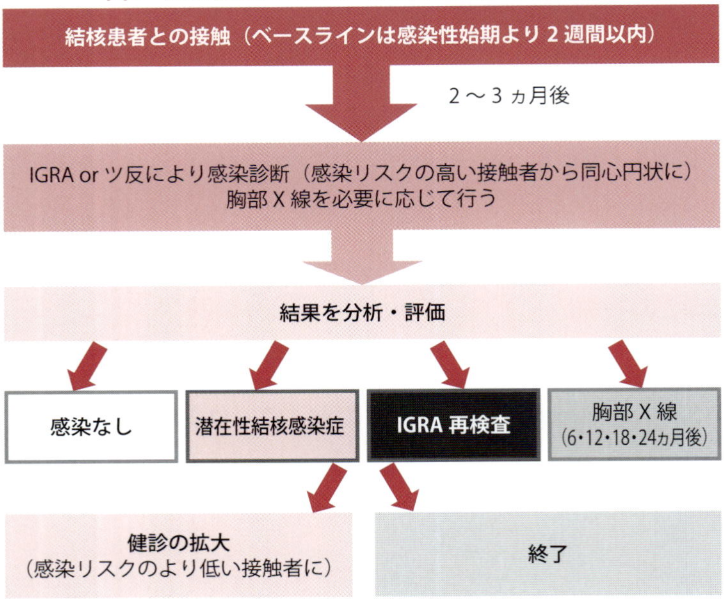

結核患者との接触（ベースラインは感染性始期より 2 週間以内）

2〜3 ヵ月後

IGRA or ツ反により感染診断（感染リスクの高い接触者から同心円状に）
胸部 X 線を必要に応じて行う

結果を分析・評価

感染なし	潜在性結核感染症	IGRA 再検査	胸部 X 線 (6・12・18・24ヵ月後)

健診の拡大
（感染リスクのより低い接触者に）

終了

ひとくち Memo 5

接触者健診は同心円状に拡大

　結核患者に接触した接触者はすべて結核の感染リスクがあるが、感染リスクの大きさには濃淡があります。通常、健診は感染リスクの大きい接触者から順に進めていきます。まず感染リスクの高い集団に感染診断を実施し、その集団で「感染なし」と判断した場合、次の集団に拡げません。

ひとくち Memo 6

結核既感染者の扱い

　結核既感染者（特に2年以上前の感染）は未感染者が最近感染した時と比べ、その後の発病率は低いため、入職時健診など過去の IGRA 結果が陽性であれば IGRA を実施しません。結核治療歴のある者は感染診断の対象から除外します。

Reference

1) 日本結核病学会予防委員会・治療委員会：潜在性結核感染症治療指針. 結核 88：497-512, 2013
2) 松本健二, 小向　潤, 笠井　幸ほか：病院における結核接触者健診. 結核 89：515-520, 2014
3) 石川信克監修, 阿彦忠之編：感染症法に基づく結核の接触者健康診断の手引きとその解説　平成26年改訂版. 結核予防会, 東京, 2014

第4章

結核の治療法

01 抗結核薬治療

大島信治

はじめに

　ストレプトマイシン（SM）が世に出て60年以上経過しました。その間に行われた臨床対照実験、動物実験、基礎研究などの結果、今日の結核標準治療があります。

　結核治療の目的は臨床症状の消失および再発率の低下です。その目的完遂のための手段として化学療法があり、「薬剤抵抗性結核菌を選択的に増殖させないこと」、「生菌を速やかに殺菌すること（培養陰性化）」、「半休止菌を殺菌し治療終了後の残存休止菌を少なくすること（排菌停止の持続）」を目指しています。

　本項では、結核治療（主に化学療法）における原則を再確認することと同時に、先人達の汗と涙の結晶である「結核標準治療」のすばらしさを味わっていただければと思います。

抗結核治療の原則

　抗結核治療の目的は、冒頭にも記載しましたが、「薬剤抵抗性結核菌を選択的に増殖させないこと」、「生菌を速やかに殺菌すること（培養陰性化）」、「半休止菌を殺菌し治療終了後の残存休止菌を少なくすること（排菌停止の持続）」です。

　そのためには次にあげる原則を常に念頭において治療に当たらなければなりません。その原則を箇条書きにすると、1. 感受性のある薬剤の使用（必ず培養検査、感受性検査を行う）、2. 感受性薬剤を2剤以上（治療開始時は3剤以上）併用する、3. 確実に薬剤を服用することを確認する、4. 一定期間（少なくとも6ヵ月）の継続、5. 副作用を早期に発見し適切な処置を行う、以上です。抗結核治療を始める前にまずはこの原則に立ち返り、治療の目的を完遂できるのかどうか常に考えておくことが大切です。

抗結核療法失敗の理由

　抗結核治療の原則に基づき治療を遂行するならば、治療失敗という状況には陥らないはずです。にも関わらず治療失敗してしまう例も少なからずあることは事実です。なぜ失敗してしまうのでしょう。理由として、①不適切な処方、例えば初期治療強化期に選択した薬剤が弱かったり、菌陰性化が得られない状況で1剤づつ薬剤を変更または追加してしまったりすること、②患者が服薬を自己中断してしまうこと、③医師が十分な期間投与せず早期に中断してしまうこと、④抗結核薬副作用のためきちんと投与できないこと、⑤実ははじめから耐性菌だった、などが考えられます。治療の原則と同様、常に意識しておくべき事項といえるでしょう。

抗結核薬の種類

　現在、わが国で使用できる抗結核薬は12種類[※]あります（**表1**）[1][2]。

※デラマニドは多剤耐性肺結核患者のみに投与できます。

表1　抗結核薬の種類

効力による グループ化	薬剤名	略号	標準量 （mg/kg/day）	最大量 （mg/body/day）	備考
一次抗結核薬 (a)	リファンピシン	RFP	10	600	最も強力な抗酸作用を示す。 殺菌的に作用する。
	リファブチン	RBT	5	300	
	イソニアジド	INH	5	300	
	ピラジナミド	PZA	25	1,500	
一次抗結核薬 (b)	ストレプトマイシン	SM	15	750(1,000)	一次抗結核薬(a)との併用で効果が期待される。 SMは殺菌的、EBは静菌的。
	エタンブトール	EB	15(20)	750(1,000)	
二次抗結核薬	カナマイシン	KM	15	750(1,000)	一次抗結核薬に比べると抗菌力は劣る。 多剤併用にて用いる。
	エチオナミド	TH	10	600	
	エンビオマイシン	EVM	20	1000	
	パラアミノサリチル酸	PAS	200	12g	
	サイクロセリン	CS	10	500	
	レボフロキサシン	LVFX	8	500	
多剤耐性肺結核	デラマニド	DLM	1日量200mg		適応は多剤耐性肺結核のみ。

（文献1より改変）

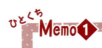

デラマニド

2014年7月に承認された抗結核薬です。適応は多剤耐性肺結核のみで、感受性を有する既存の抗結核薬3剤以上に上乗せして併用することと明記されています。

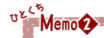

レボフロキサシン

2015年8月にレボフロキサシンが結核に対する効能追加承認を取得しました。これを受けて「結核医療の基準」にレボフロキサシンが記載され、薬剤耐性や副作用で標準治療が行えない場合、選択肢の一つとして使用することが可能となりました。

まずは敵（結核菌）を知る

結核菌とはどんな菌なのでしょうか？　一口に結核菌と言っても活発に活動している菌もいれば、眠っているように見せかけている菌もいます。様々なタイプの菌がいるからこそ、治療に工夫が必要なのです。病巣中の結核菌の種類は、❶ 空洞壁などで盛んに分裂している菌、❷ 壊死巣、細胞内などの酸性の環境で分裂する菌、❸ 散発的に分裂する菌、❹ 古い乾酪巣などに見られる持続生残菌（persisters❸といいます）に分かれます[2]。

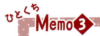

持続生残菌（persisters）

低栄養や低酸素下など、結核菌にとって不利な環境下において、増殖速度を低下もしくは増殖を休止させ宿主（人体）の中で生存を図る菌のことです。
抗結核薬は結核菌の代謝増殖を阻害することによりその効果を発揮します。したがって、persisters のように半休止もしくは休止している菌への殺菌効率は格段に低下します。

手持ちの武器（抗結核薬）の強さを知る

抗結核薬の種類の表（表1）にあるように数種類の薬がありますが、その武器を前項の敵（結核菌）に対して使用する際、その強さを知ることは重要なことです。

❶ 空洞壁などで盛んに分裂している菌
　　INH ＞＞ SM ＞ RFP ＞ EB
❷ 壊死巣、細胞内などの酸性の環境で分裂する菌
　　PZA ＞＞ RFP ＞ INH
❸ 散発的に分裂する菌
　　RFP ＞＞ INH
❹ 古い乾酪巣などに見られる持続生残菌（persisters）
　　有効な薬はないといわれている（ただし一部新薬に有効性が認められている）

 標準治療

抗結核薬標準治療を図1に示します。

 治療原則に則った治療戦略

　ここまで得られた知識を基に、抗結核治療の原則に再度立ち返り治療戦略を立ててみましょう。

図1　標準治療

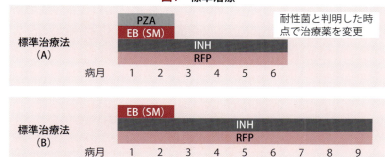

標準治療法の維持期は INH、RFP の2剤
原則（A）法を用いて、PZA が投与できないときに（B）法

（文献 1，3 より改変）

その1　感受性のある薬剤を使用することおよび感受性のある薬剤を治療開始時は3剤以上併用すること

なぜ、このことが大切なのでしょう？　まずは**表2**を見て下さい。

これは、代表的な抗結核薬における自然耐性菌の頻度を表しています。例えば、イソニアジド（INH）の自然耐性菌は、結核菌が1億回分裂すると1.84個発生するということです。また現在INHと接触する前に100万個に3.5個の割合で自然耐性菌が混在している意味になります[4]。

仮に、INH単剤で治療を行った場合ですが、非常に少数のINH抵抗性結核菌が自然に存在していることから、INH感受性菌は治療により減少し、代わりにINH抵抗性菌が増殖します。最終的にINH抵抗性菌がさらに増殖し、INH耐性結核症となってしまうのです。

また、INH耐性結核症となってしまった患者に、INHの効果が薄れたからという理由でリファンピシン（RFP）のみを加えて治療を行った場合、少数のRFP抵抗性結核菌が自然に存在しており、RFP感受性菌は治療により減少し、代わりにRFP抵抗性菌が増殖するため、最終的にRFP耐性結核症となってしまうという最も最悪のパターンに陥ってしまう可能性があります。

したがって、多剤併用が大切なのです。

その2　患者が確実に薬剤を服用することを確認すること

いくら、優れた治療薬を投与しても主役である患者が服薬してくれなければ意味がありません。そのため直接服薬確認療法（DOTS）戦略がありますが、詳しくは「第4章　02 直接服薬確認療法（DOTS）」項を参照して下さい。

その3　一定期間継続した治療を行うこと

抗結核薬は結核菌の代謝分裂増殖時に作用します。結核菌の代謝分裂増殖が遅ければ時間あたりの殺菌効率は低下します。治療開始初期では代謝分裂増殖が盛んな菌が多く見ら

表2　各種抗結核薬に対する自然耐性菌

薬剤（濃度）	変異発生率	自然耐性菌の頻度
INH（0.2μg/mL）	1.84×10^{-8}	3.5×10^{-6}
RFP（1.0μg/mL）	2.2×10^{-10}	3.1×10^{-8}
SM（2.0μg/mL）	2.9×10^{-8}	3.8×10^{-6}
EB（5.0μg/mL）	1.0×10^{-7}	0.5×10^{-4}

（文献4より改変）

れますが、治療がすすむと代謝分裂増殖があまり活発に行われていない菌が中心となり殺菌まで長時間を要するようになります。したがって、ある程度長期にわたって継続した治療が必要となるのです。

その4　副作用を早期に発見し適切な処置を行うこと

抗結核薬の副作用には表3にあげたものがあります。ここでは主要薬剤〔RFP、INH、ピラジナミド（PZA）、エタンブトール（EB）、SM〕の副作用のうち代表的なものをあげました。

副作用において注意すべき点につき補足しておきます。まず初期強化療法後、維持療法に移行した場合のSM、EBの扱いについてですが、結核菌がINH、RFPに感受性であった場合はSM、EBを長期使用することにより副作用のリスクが高まることから中止することとなっております。

また、肝硬変、C型慢性肝炎などの肝障害合併患者、80歳以上の高齢者においては、重篤な薬剤性肝障害がおこる可能性が高いため当初からPZAを除いた治療法を選択することも考慮にいれます。妊娠中の女性への抗結核薬投与に関してもSMは胎児への第8脳神経障害を起こす可能性があること、PZAは胎児への安全性が不明であることからこれら両剤を避けることが賢明です。

耐性菌について

治療前でもある一定の確率で薬剤耐性菌は存在します。また諸外国において耐性菌の多い地域があったり、再治療患者で耐性を獲得してしまっている場合もあります。この場合は残念ながら、標準治療の適応から外れてしまいます。耐性結核に対する治療は経験と工

表3　主要抗結核薬の副作用

副作用	症状	原因となる薬剤
肝障害	食欲不振、悪心、嘔吐、黄疸	PZA、INH、RFP、EB
アレルギー、皮膚炎	発疹、発熱、かゆみ、蕁麻疹	SM、RFP、PZA、INH、EB
視覚障害	視力低下、色覚失調、視野狭窄	EB
第8脳神経障害	めまい、聴力低下、耳鳴り	SM
末梢神経障害	しびれ	INH
腎機能障害	腎機能低下	SM、稀にRFP
血液障害	白血球減少、血小板減少	RFP、INH

（文献1より改変）

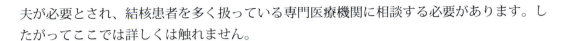

第4章　結核の治療法

夫が必要とされ、結核患者を多く扱っている専門医療機関に相談する必要があります。したがってここでは詳しくは触れません。

おわりに

　ここまで読んでいただいてありがとうございます。結核治療の基本的なことがご理解いただけたのではないでしょうか。

　結核治療のポイントは、「**感受性**のある**複数**の薬剤を**休まず決められた期間**服薬すること」です。

　目の前にいる結核患者が、一日も早く治癒し社会に復帰できるよう協力し合いながら戦っていくことが大切であることを再確認しましょう。

Reference

1) 日本結核病学会編：Ⅴ結核の治療. 結核診療ガイドライン（改訂第3版），南江堂，東京，2015，p77-96
2) Fox W, Mitchison DA：State of the art：a short-course chemotherapy for pulmonary tuberculosis. Am Rev Respir Dis 111：325-353，1975
3) 日本結核病学会治療委員会：「結核医療の基準」の見直し―2008年. 結核 83：529-535，2008
4) David HL：Probability Distribution of Drug-Resistant Mutants in Unselected Populations of *Mycobacterium tuberculosis*. Appl Microbiol 20：810-814，1970

02 直接服薬確認療法（DOTS）

永田容子

 DOTS 戦略の基本

　結核患者の治療の上では、まず、DOTS の概念を整理しておく必要があります。DOT（ドットもしくはディーオーティ）は、Directly Observed Therapy の略語で、服薬支援者の目前で患者の服薬を確認する方法です。DOTS（Directly Observed Treatment, Short course）は、5要素（①政府の関与、②喀痰塗抹検査を用いた受動的患者発見、③喀痰塗抹陽性患者に対する直接監視下での短期化学療法による優先的治療、④薬剤の継続的な供給、⑤治療成績の評価）を含んだ WHO の結核対策の包括的戦略（ブランドネーム）として、1992年ごろから1995年ごろまでに創り上げられました[1]。

　DOTS の目的は、患者の QOL を重視しながら早く、十分に排菌を止め（感染防止、再発防止）、同時に耐性菌の出現を防止するということを最大限達成しうることが期待されており[2]、「患者を治すことが目的であって、DOT はその一つの手段である」[1] ことが強調されています。さらに、WHO の新戦略では、これらの要素を基本とした患者中心のケアとして発展しています。

　日本では2000年以降に DOTS 戦略が導入され、結核病床に入院中の患者を対象にした「院内 DOTS」が先行して実施されました。それに伴い、2004年に日本結核病学会の保健看護委員会（現エキスパート委員会）から『院内 DOTS ガイドライン』が作成され、実施方法や手順が明確に示されました。その結果、退院後においても医療機関と保健所との連携が活発に行われるようになってきました。

　「結核患者に対する DOTS（直接服薬確認療法）の推進について」の通知が2004（平成16）年に厚生労働省健康局結核感染症課長から発出されました。その後2011（平成23）年には、全患者を対象とし、院内 DOTS の明確化、地域 DOTS の整理がされるなどの一部改正が行われ、さらに2015（平成27）年5月及び2016（平成28）年11月の一部改正（**図1**は**日本版21世紀型 DOTS 戦略**推進体系図）では、保健所長は、様々な服薬支援者に必要に応じて依頼ができるようになりました[3]。これは、院外での DOTS（通知では、『地域DOTS』という名称で記されている）を推進するものとして、今後ますます期待されています。

図1　日本版21世紀型 DOTS 戦略推進体系図

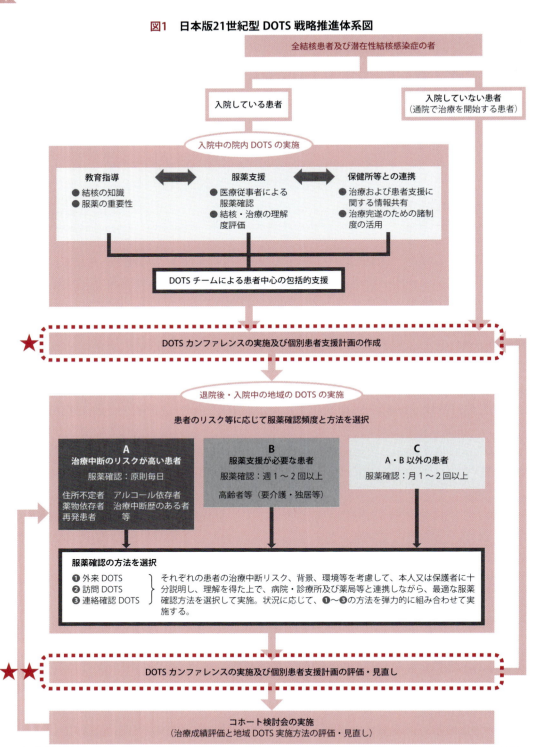

（厚生労働省健康局結核感染症課長通知：「結核患者に対する DOTS（直接服薬確認療法）の推進について」の一部改正について．2016 年 11 月 25 日付より）

日本版21世紀型 DOTS 戦略は、患者教育、服薬支援、医療機関と保健所との連携を軸とし、DOTS カンファレンスで個別患者支援計画を作成し、必要に応じて DOT も用い、コホート分析とコホート会議によるサービス評価を含み、包括的な服薬支援システムとして用いられています。したがって、患者を中心として（患者の背景や状況に応じて）服薬支援も様々な方法で行われています。

《DOTS の法的根拠》

　感染症法53条14「…保健師またはその他の職員をして、その者の家庭を訪問させ、処方された薬剤を確実に服用することその他必要な指導を行わせるものとする」

　14第2項「保健所長は、…必要があると認めるときは、病院、診療所、薬局その他厚生労働省令で定めるものに対し、…処方された薬剤を確実に服用する指導その他必要な指導の実施を依頼することができる。」

《日本結核病学会の治療委員会、エキスパート委員会（旧保健看護委員会）により、下記のガイドライン・指針が示されている》

❶『地域連携クリニカルパスを用いた結核の地域連携のための指針（地域 DOTS における医療機関の役割)[4]』

❷『院内 DOTS ガイドライン改訂第2版[5]』

❸『地域 DOTS を円滑に進めるための指針[6]』

院内 DOTS の実践手法

　対象は、すべての入院中の結核患者です。

ステップ1　教育指導

　入院直後から、患者および家族に対して教育指導（結核の知識、服薬の重要性などについての十分な説明）を行います。ただし、患者は、予想しない結核の診断や突然の入院により、不安が強くショックを受ける場合が少なくありません。そのため、結核患者が入院している医療機関のスタッフは、入院早期から保健所の保健師などとも連携し、患者との信頼関係を築くことを優先します。

ステップ2　服薬支援

　服薬支援方法は、患者が飲み込むのを医療従事者が見届け、それを記録するのが基本的

な方法です。原則一日一回の服薬とし、病院で決めた時間に実施します。退院が近くなれば、薬の管理を患者自身が行い、手持ちとする方法もありますが、その場合でも服薬時間に患者自身が薬を用意し、看護者などの医療従事者の目の前で飲み込むのを見届けることを基本とします。

ステップ3　保健所などとの連携

　保健所との連携では、DOTSカンファレンスや個別の連絡により退院後の支援について情報を共有し、服薬支援計画を検討します。
　ユニット化された結核病床も増えていることから、速やかな実施を図るために、実施方法などについて明記した院内DOTS手引き（マニュアル）の作成・整備を行います。

　入院患者の★DOTSカンファレンス（図1）は、医療機関主体で実施されており、退院時や、入院・外来を問わず治療開始1ヵ月目・3ヵ月目・7ヵ月目と決めて実施している場合など医療機関や地域の実情に応じて柔軟に行われています。目的は、医療機関と保健所との連携にかかわる議題の検討により、保健所との連携を強化すること、入院患者の情報交換と中断リスク要因の評価・退院後の服薬支援（地域DOTS）の検討を行うことです。参加者は、医師、看護師長、受け持ち看護師、病棟看護師、薬剤師（院内・調剤薬局）、外来看護師、臨床検査技師、感染管理認定看護師、地域連携室スタッフ、医療ソーシャルワーカー、医事課、ケアマネージャー、在宅もしくは施設の職員、理学療法士、栄養士、保健所職員、本人・家族（キーパーソン）などが該当します。また、医療機関の感染防止部会などと兼ねて開催されているところもあります。

院外でのDOTS（地域DOTS）の実践手法

　対象は、通院しているすべての結核患者（潜在性結核感染症を含む）です。

ステップ1　教育指導

　治療開始当初から外来治療の患者で、健診や無症状で早期に発見された場合は、入院患者に比べて結核の知識や服薬の重要性についての説明を受ける機会が少なく、治療が軽視されやすいです。そのため、治療開始時早期に、患者および家族に対して教育指導（結核の知識、服薬の重要性などについての十分な説明）を行います。保健所が独自で結核患者用に作成している『服薬手帳（DOTSノート）』❶には、結核の知識が含まれており、有効な手段となるでしょう。

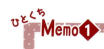

服薬手帳（DOTS ノート）

　DOTS 手帳、服薬ノート、服薬パスポート、服薬と治療のための手帳、服薬支援・連携手帳、健康ノートなど、様々な名称で、都道府県や保健所で作成されています。内容には、保健所・薬局・医療機関などの役割、結核の病気の説明、公費負担制度、服薬の重要性、結核菌検査、痰の取り方、薬の種類と副作用、治療終了後の健康診断、カレンダーなどが含まれ、結核の知識が十分ではなくても、『服薬手帳（DOTS ノート）』を見ることで共通の説明が行えます。また、最近では、地域連携クリニカルパスをイメージした手帳を作成する自治体も増えてきています。

ステップ2　服薬支援

　個別患者支援計画について、通院患者に対する服薬支援（DOTS）のタイプ（頻度・方法）を決定します。服薬確認方法の選択において、本人または保護者に十分説明し、理解を得た上で❷、病院・診療所および薬局などと連携しながら、適切な頻度（A タイプ；毎日、B タイプ；週単位、C タイプ；月単位）・方法を選択して実施します。

頻度・方法の決定

　頻度・方法の決定に際し、治療中断リスクについて、背景、環境などを考慮し、患者の特性や生活状況を踏まえた判断が求められています。客観的指標として、リスクアセスメント票を用いますが、リスクごとに重みづけされた点数を用いる場合は、リスクそのものの個数も併せて確認し、点数が低くても個数が多い場合は慎重な対応を検討する必要があります。リスクアセスメント項目の例としては、「結核に関する認知が乏しい」、「施設に滞在（刑務所・入国管理局・住所不定者の収容施設など）している」、「生活就労不安定がある」、「通院が困難である」、「合併症（精神疾患・認知症、アルコール依存症・薬物使用歴）がある」、「結核の治療中断歴がある」、「結核の治療の問題（培養の陰性化および臨床的改善が遅い、臨床的悪化、副作用が見られる）がある」、「難治性の結核（薬剤耐性、重症、合併症）がある」、などがあげられます[6]。

具体的な方法

　具体的な方法としては、直接見届ける、対面ではないが残薬を数える、内服済みの薬殻を残してもらい数える、カレンダーに記録する、メールを活用して連絡する、服薬手帳に記載するなど様々な方法が用いられています。また補助的な方法として、薬剤の一包化、薬箱にセットする、携帯メールのアラームを鳴らすなどの方法が行われており、複数の方法を合わせて用いられています。

服薬支援者

　服薬支援者は、患者に対して直接服薬を見届ける者で、保健所・医療機関の職員、調剤薬局の薬剤師、介護保険関係機関の職員、福祉機関の社会福祉士などが含まれます。患者

の内服の確認者であり薬の投与者ではないので、医療の資格を必ずしも必要としません。そのため、保健所や医療機関の指示のもとに服薬支援を行いますが、患者と会えない、内服がされていないなどの問題が生じた場合は、保健所に必ず報告する必要があります。また、患者のプライバシー保護のために、服薬についての個人情報を守り、患者の了解のもとで服薬支援を行うようにします。

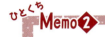

患者本人へ十分説明し理解を得る

DOTS は、治療の一環として実施するものであることから、地域 DOTS の実施・院内 DOTS から地域 DOTS へのスムーズな移行、円滑な地域 DOTS の実施が進められるように、「患者に十分説明し、理解を得る」ことは重要な意味を持っています。

《通院患者の外来 DOTS の例》

保健所作成の『服薬手帳（DOTS ノート）』には、月ごとの服薬カレンダー、結核の知識、喀痰検査結果だけでなく、"外来のクリニカルパス"や"連携クリニカルパス"が掲載され始めています。また、受診時に患者と確認し、記録することができるようになっています。受診時には、このノートを患者に持参してもらい、治療の経過や今後の治療方針などを主治医や外来看護師などと確認し、医師や看護師などがサインをします。さらに、保健所や薬局への連絡ツールとしても活用が期待されます。加えて、外来においては、院内感染対策の一環で、感染管理認定看護師に外来 DOTS に参加してもらうことも有効な方法です。

外来 DOTS の方法は、当日の内服を受診時に直接対面で確認する、患者に残薬を持参してもらうことで飲んだ日数を確認する、服薬した患者の記録を確認する、口頭で飲み忘れがないか聞き取る、などがあげられます。日常業務の中で確認のみが目的となれば、例えば、薬殻の持参による確認は、薬を捨てて持参する可能性もあることから、慎重に行う必要があります。どの方法であっても、飲み忘れは誰にでもあること、患者から「飲めなかった」場合には"本当のことをいってもらう"、ことが最も大切なことです。

生物学的製剤使用に伴う潜在性結核感染症（LTBI）治療の場合は、主疾患の専門的治療やその他の内服薬もあることから、外来の看護師や院外処方をうける薬局の薬剤師のよる DOTS が有効と考えられます。

★★ DOTS カンファレンス（図1）の実施・参加

　外来治療中の DOTS カンファレンスは、図1の★★を記したもので、外来のすべての患者を対象とした医療機関と保健所との連携会議のことをいいます。結核病床を持つ医療機関の場合は、★ DOTS カンファレンスと同時に、退院した患者および当初からの外来通院患者も含めて実施されています。実施の場は、医師ほか医療機関の多職種との情報交換の観点から医療機関で行われることが多いようです。個別に検討する場合は、患者・家族（キーパーソン）も一緒に参加することもあります。

　入院病床を持たない医療機関や一般診療所では、『服薬手帳（DOTS ノート）』を用いて情報共有し、連携が図れていれば、DOTS カンファレンスの代用となります。例えば、受診時にそのページにサインをする、患者や保健所へ連絡事項を記載するなどです。言葉の問題や治療の理解が難しい外国人患者や高齢者など、治療継続が困難と予測される患者への支援に対しては、定期的に医療機関と保健所が、日頃から連携し検討をする機会を作っておく必要があります。その場合は、結核の治療期間は、標準治療では原則6ヵ月〜9ヵ月程なので、2〜3ヵ月ごとが目安となるでしょう。

コホート検討会の参加

　コホート検討会は、保健所が主体となって行われます。標準治療がどのように行われたのか、治療が成功したのか、アセスメントに沿った DOTS の支援の実際はどうだったのか、DOTS にかかわった支援者が参加して検討します。ここで用いられる個別患者の資料は、全国どの保健所でも共通している、国のシステムの『コホート情報詳細』画面の経過一覧（図2）が資料として効果的です。これは医療機関への還元資料にもなります。また、菌検査の実施状況、抗結核薬の内服状況、DOTS タイプ、中断の有無、保健所が、誰に、その方法で、患者の服薬支援を行ったのか、治療成績などが表示されています。

　服薬を確認するだけでなく、患者を中心として、治療にかかわる多くの支援者と連携し、一例一例の経験を蓄積しながら、地域で患者を見守りサポートする体制を築く役割が保健所にあります。結核治療をしている医療機関の看護職の方々についても、訓練や教育の機会となります。

　結核医療では、再発およびそれに引き続く薬剤耐性結核の発生を防ぐために、標準治療方式（定められた薬剤を定められた期間のうちに必要な量を規則的に、継続して内服すること）を可能な限り守ることが重要とされています。その責任は、保健所と医療機関にあります。

図2　コホート検討会の資料の記載例

診断に関する情報

コ02-1 コホート情報詳細

整理番号：	登録：	治療開始： 10/31	登録時総合患者分類： 肺結核活動性 喀痰塗抹陽性 初回治療
氏名：	除外：	入院： 10/31	学会分類： bⅢ2　pⅠ　核酸増幅法： TB陽性
性/年齢(登録時)： 男 91歳	除外理由：	退院： 12/9（ 40日）	塗抹： 陽性 ±(G1)　培養(同定)： 結核菌陽性
出生国： ○○■■	担当区/者：	治療終了： 4/28（ 180日 ）	薬剤感受性検査： 感受性

経過	治療開始時	1月目	2月目	3月目	4月目	5月目	6月目	7月目	8月目	9月目	10月目	11月目	12月目		
	10/31	11/30	12/30	1/29	2/28	3/30	4/29	5/29	6/28	7/28	8/27	9/26	10/26	職業：	無職
塗抹(菌数)	± (G1)	−	−	−	−	−	−							住不定：	
培養(同定)	+	未実施	未実施											症状：	呼吸器のみ
使用抗結核薬 INH	○	○	○	○	○	○								発見進：	2週以上1月未満
RFP(RBT)	○	○	○	○	○	○								備考	
PZA	○	○	○												
EB	○	○	○												
SM															
その他															
月別備考							4.28服薬終了								
治療状況	入院	入院	入院	外来	外来	外来	完遂								
DOTSタイプ		入有	入有	c	c	c	c								
中断有無		無	無	無	無	無	無								
支援1：対象		家族	本人	本人	本人	本人	本人								
支援2：方法		面接	訪問	訪問	訪問	訪問	訪問								
支援3：確認		飲めた	飲めた	飲めた	飲めた	飲めた	飲めた								

保健所の支援

【事例の概要】
● 高齢の肺結核患者。入院治療後、リハビリ目的の転院を経て、高齢者住宅に入居。住宅管理者による服薬支援への協力が得られ、標準治療を終了することができた。
【うまくいったポイント】
● 退院前のカンファレンスで、本人・家族の意向をふまえて療養先等を十分検討した。
● 関係機関と密に連携しながら、関係者の不安等にその都度対応していった。

開始時	HIV, 糖尿病, 他合併症ありを表示	支援4：	支援5：	支援6：	支援7：	治療成績(自動)
病院						治癒
現在	退結中断期間	PZAの使用期間	INHの使用期間	RFPの使用期間	12か月超治療	治療成績(任意入力)
医療センター	中断なし	2か月	全(中断なし)	全(中断なし)	その他	

開始時　病院
現在　医療センター
退院後医療機関が変更

Page: 2/2

◈ Reference

1) 青木正和著，森　亨追補：Chapter Ⅸ DOTS. 医師・看護職のための結核病学　4. 治療2　結核化学療法の原則と実際　平成25年改訂版，公益財団法人結核予防会，東京，2013，p39-75
2) 森　亨：相談 Q&A. 保健師・看護師の結核展望 47：86-87，2009
3) 永田容子：特集1　結核患者に対する服薬確認の患者支援強化について．保健師・看護師の結核展望 53：6-26，2015
4) 日本結核病学会治療委員会：地域連携クリニカルパスを用いた結核の地域医療連携のための指針．結核 88：687-693，2013
5) 日本結核病学会エキスパート委員会（旧保健・看護委員会）：院内 DOTS ガイドライン（改訂第2版）．結核 90：523-526，2015
6) 日本結核病学会エキスパート委員会：地域 DOTS を円滑に進めるための指針．結核 90：527-530，2015

おわりに

　結核は麻疹、水痘とともに飛沫核感染（空気感染）する代表的な疾患であり、インフルエンザなどの飛沫感染する病原体に比べ、院内感染対策は大がかりとなります。わが国は結核中蔓延国であり、結核の発病者が外来患者や入院患者の中に診断がつかないまま紛れている可能性は、欧米先進国よりも高いのです。したがって、そのつもりで日常臨床に当たっていないと、診断が遅れ、その後の接触者健診などで大きな負担を背負い込んでしまいます。

　本書では、担当の先生方に結核の感染対策をわかりやすく解説していただきました。読者の皆さんが忙しい日常臨床の中で、全部を読まなくても必要な箇所を開けば直ちに疑問点が解決するように工夫しました。そのため、重複する部分があるかもしれませんが、ご容赦ください。従来の成書に比べ、現場ごとの対策を具体的にまとめることができたと思います。また、結核対策におけるコミュニケーションという項目を設けたのも新しい試みと思います。

　結核は過去の疾患で、診断がつけば専門病院に送ってしまえば済むと考えるのではなく、結核感染対策について熟知することは、今後出現するかもしれない「空気感染する新興感染症対策」にも役立つと考えていただくと積極的に関われると思います。

　結核について十分理解していただき、院内感染対策の基本を知り、各部署ごとの感染対策のポイントをおさえ、日頃の臨床に役立てていただければ幸いです。

　欧米先進国並みの罹患率を目指すには、結核患者を早期に発見し、感染を広めないようにし、運悪く感染してしまった人から発病者を出さないようにしていくことが重要です。現場の方たちの慎重な対応により、わが国が一刻も早く結核低蔓延国の仲間入りできることを期待しています。

永井英明

索 引

あ

アミカシン　11
安全キャビネット　85

い

イソニアジド　11, 14, 70, 134
医療通訳　109
陰圧室　44
インターフェロンγ遊離測定法　17, 35, 65, 97

え

エアロゾル　83, 88
疫学調査　127
エタンブトール　135

お

オルトフタルアルデヒド　77

か

外国人結核　105
介護職感染対策チーム　93
解除基準　23
喀痰　100, 102
　―(抗酸菌)検査　49, 69
　―採取　63
　―塗抹培養検査　16
隔離　79
　―基準　22
　―室　24, 25
過酢酸　77
カナマイシン　11
ガフキー号数　16, 49
カプレオマイシン　11
環境管理　75
感染経路　59, 78
　―別感染対策　101
感染源　59
感染症法　20, 21, 90, 139

き

休止菌　12
胸部画像検査　48
胸部単純X線写真　15, 62, 69, 73

く

空気感染隔離室　29
空気感染予防策　28, 79, 88
空調管理　29, 79
クォンティフェロン®TBゴールド　17, 35, 69
クリオスタット　84

け

結核患者数　10
結核のリスクファクター　37, 48
結核ハイリスクグループ　37, 41
結核発生届　124, 127
結核罹患率　10, 35, 90, 118

こ

抗酸菌塗抹検査　101
呼吸保護　75
コホート検討会　143

さ

採痰ブース　64
サージカルマスク　61, 99

し

持続生残菌(persisters)　132
死亡者数　11
就業制限　21
集菌塗抹法　49
受診の遅れ　11, 114
診断の遅れ　11

す

ストレプトマイシン　130
スモークテスター　44

せ

清潔・不潔エリア　87
生物学的製剤　14, 99
咳エチケット　63, 79, 114
接触感染　78
接触者健診　55, 65, 100, 126, 127
潜在性結核感染症　11, 12, 70, 118

そ

粟粒結核　22, 51

た

退院カンファレンス　23
多剤耐性結核　11
多剤耐性率　106

ち

地域医療支援病院　121
地域連携クリニカルパス　104, 122
超多剤耐性結核　11
直接服薬確認療法（DOTS）　137

つ

ツベルクリン反応　17, 35, 65

て

定性的テスト　32, 39
定量的テスト　32, 39
デラマニド　132
電動ファン付き呼吸用保護具　44

と

糖尿病　14
トリアージ　37, 63

に

二段階ツ反　36
日本版21世紀型DOTS戦略　137
入院勧告　20

は

バイオハザード対策付き遠心機　86
肺外結核　51
曝露リスク　83

A

ACH　75, 81

D

DOTSカンファレンス　140, 143

H

HEPAフィルター　24, 29, 30, 75
HIV感染症　14

L

LAMP法　65

ひ

非結核性抗酸菌　59
飛沫　28, 60, 61
　―核　28, 60, 61, 78
　―核感染（空気感染）　12, 28, 60, 78
　―感染　12, 28, 78
標準予防策　88
ピラジナミド　135

ふ

フィットチェック　32, 43
フィットテスト　32, 39, 43, 99, 119
服薬手帳（DOTSノート）　140

へ

米国疾病管理予防センター（CDC）　17, 39
米国労働安全衛生研究所（NIOSH）　31, 39
米国労働安全衛生庁（OSHA）　32

み

ミクロトーム　86

め

免疫抑制剤　14

や

薬剤感受性検査　17

り

リファンピシン　11, 14, 70, 134

れ

レボフロキサシン　132

N

N95マスク　31, 39, 58, 61, 75, 79, 99

T

T-スポット®. TB　17, 35, 69
tree-in-bud　15

W

WHO　137

看護の現場ですぐ実行！
結核感染対策スマートガイド

定価（本体2,800円＋税）

2017年3月1日　初版発行

編　者　永井英明
発行者　伊藤秀夫

発行所　株式会社 **ヴァン メディカル**

〒101-0051　東京都千代田区神田神保町2-40-7　友輪ビル
Phone 03-5276-6521　Fax 03-5276-6525
振替　00190-2-170643

ⓒ2017 Printed in Japan
ISBN978-4-86092-126-2　C3047

印刷・製本　広研印刷株式会社
乱丁・落丁の場合はおとりかえします。